Bartig-Prang

Autogene Geburt

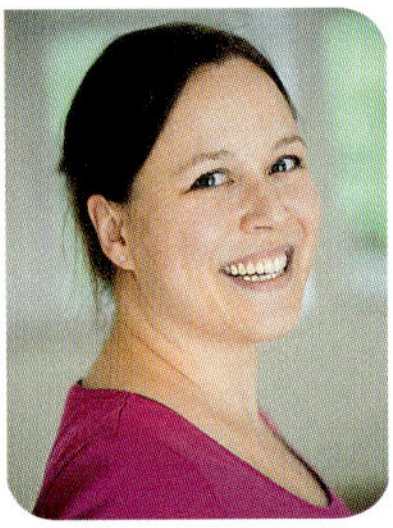

Als sie ihre erste Tochter zur Welt brachte, wurde Tatje Bartig-Prang klar, dass bei Geburten vieles ziemlich unentspannt läuft – überarbeitete Hebammen, gestresste Ärzte, überfüllte Kreißsäle. All das trägt nicht dazu bei, dass die Geburt eine angenehme Erfahrung wird.
Durch ihre Erlebnisse inspiriert, beschäftigte sich die studierte Kulturwissenschaftlerin seitdem intensiv mit ganzheitlichen Konzepten rund um Schwangerschaft, Geburt und Babyzeit. Sie berät Eltern und Fachpersonal deutschlandweit nicht nur zum Thema Hypnobirthing, sondern auch rund ums Wickeln, Stoffwindelsysteme, Tragen und babygeleitete Beikost (»Baby Led Weaning«). Bei TRIAS erschien ihr unkonventionelles Buch rund um Babys Ausscheidungen »Pipi. Kacka.«
»Ich bin der Meinung, dass eine schöne und entspannte Geburt keine Utopie ist, wenn man Müttern zeigt, wie sie in Situationen selbstbestimmt sein und das Erlebnis Geburt eigenverantwortlich gestalten können.«

Tatje Bartig-Prang

Autogene Geburt

Mit Hypnobirthing sebstbestimmt gebären

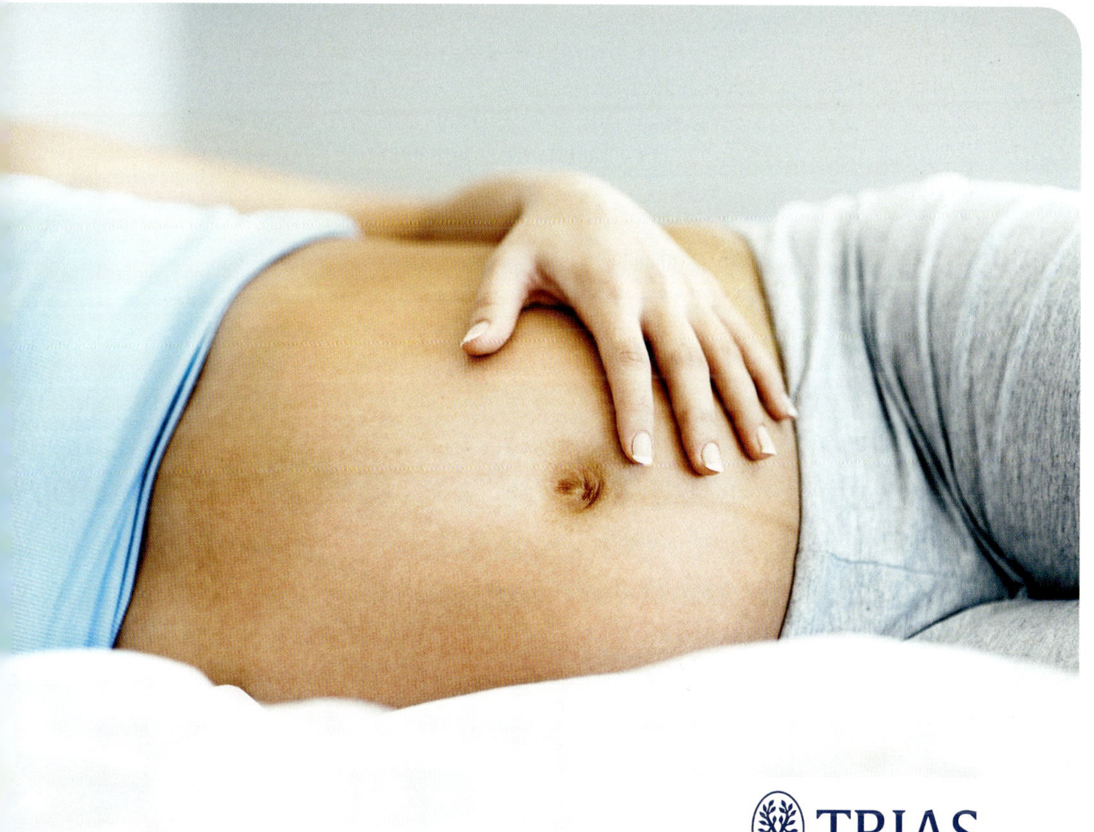

TRIAS

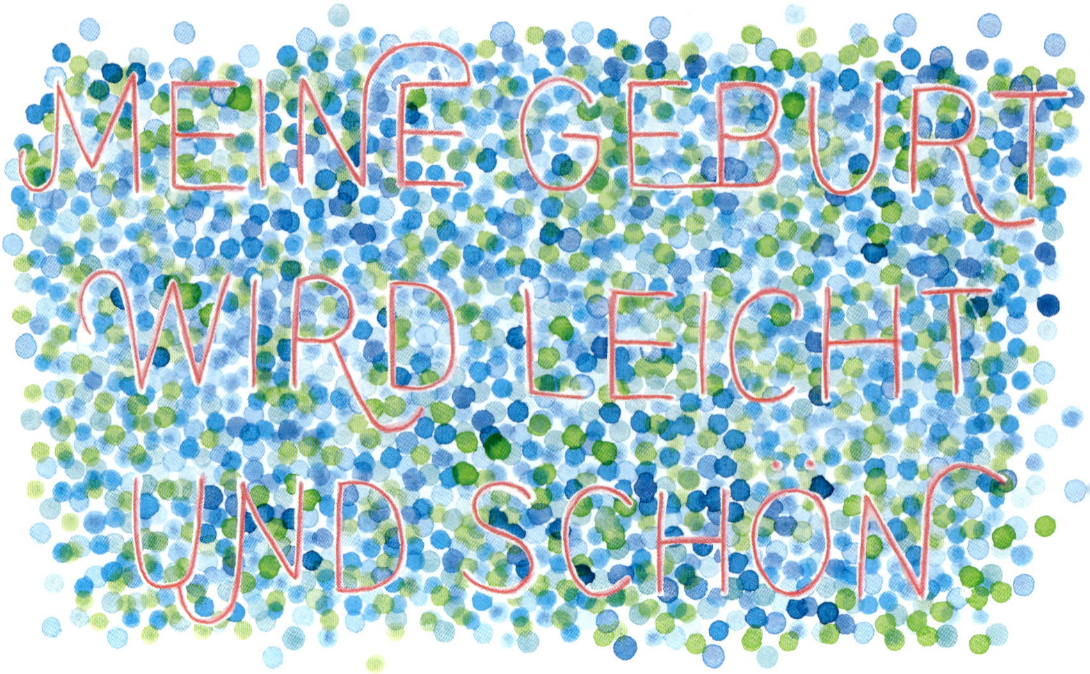
MEINE GEBURT
WIRD LEICHT
UND SCHÖN

Exkurse

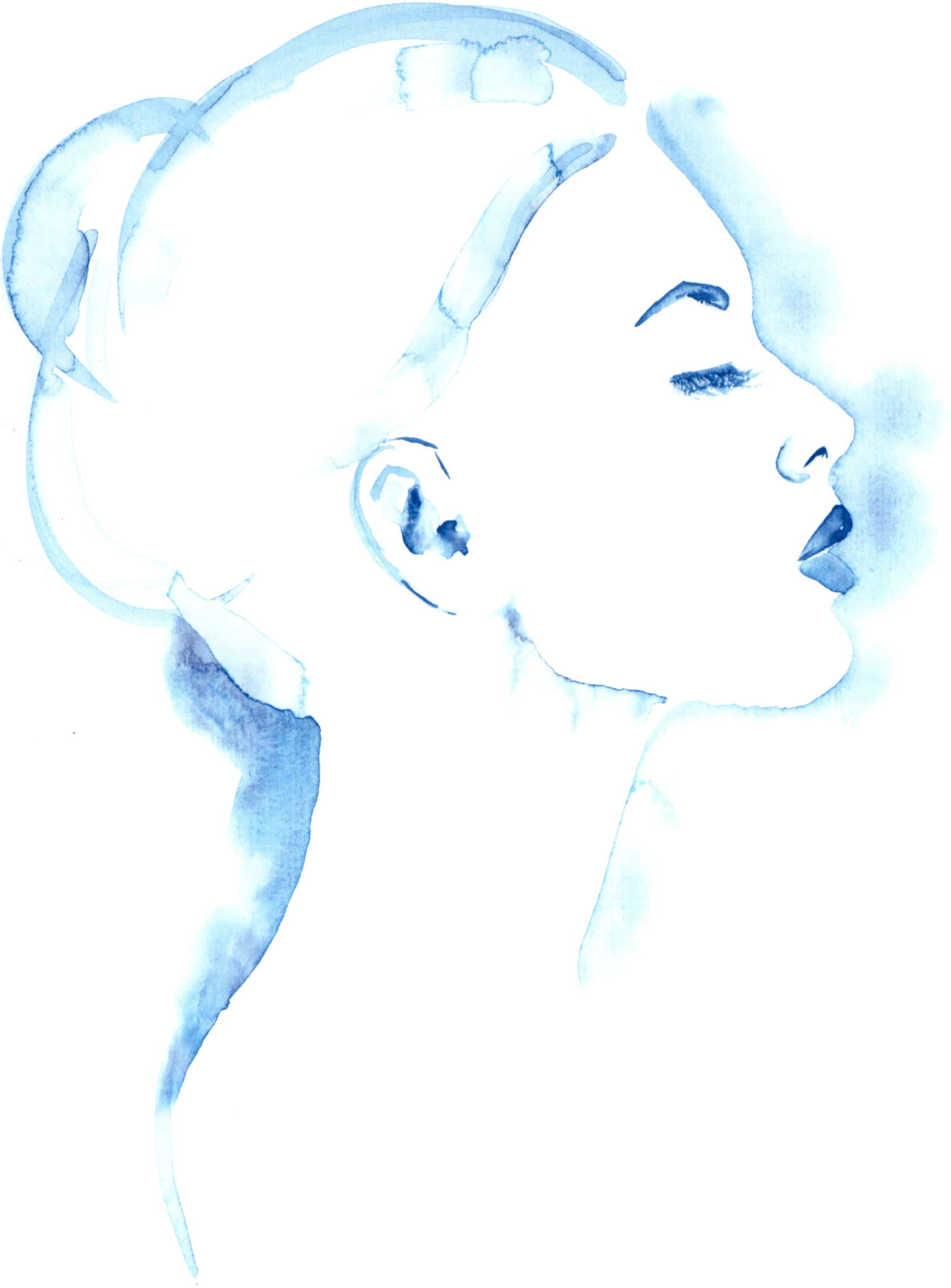

Liebe Familien,

juchu – bald kommt ein Baby! Und mit ihm viele Entscheidungen. Besonders die Geburt soll schön werden – im Idealfall entspannt und natürlich sicher! Vielleicht haben Sie ja auch schon Ideen, wie eine gute Geburt für Sie ganz persönlich aussehen könnte? Als ich damals erfuhr, dass ich schwanger war, bemühte ich mich um umfassende Informationen und wählte ein Krankenhaus mit dem Status »Perinatalzentrum Level 1«, das die Einzelbetreuung durch eine rufbereite Beleghebamme anbot.

Bestmögliche medizintechnische Versorgung und gleichzeitig eine Vertrauensperson an meiner Seite? Das klang gut, das hatte ich mir ja ergoogelt. So gut war es dann aber gar nicht, denn was Google leider nicht ausgespuckt hatte, war, dass meine Superklinik eine bombastische Kaiserschnittrate von knapp 40 Prozent aufwies, die Hebamme chronisch überarbeitet war, ein Stillwissen von 1975 hatte, und zu meiner Geburt über acht Stunden zu spät auftauchte. Sie sehen also: Gut gemeint ist manchmal eben das Gegenteil von gut gemacht. Wählen Sie sorgfältig aus, wo Sie sich wirklich wohlfühlen, geben Sie sich nicht mit dem zweitbesten zufrieden. Und trauen Sie sich, Forderungen zu stellen: Egal, ob in einer guten Klinik, im Geburtshaus oder zu Hause: Da, wo Sie sich wohlfühlen, wo Sie achtsam begleitet werden, wo Sie Ruhe und Entspannung genießen dürfen, werden sich nur selten schwere Geburtshindernisse zeigen. Und auch mit unerwarteten Wendungen werden sie leichter umgehen können, wenn Sie gut begleitet und entspannt sein dürfen. Wie genau Sie mit Hilfe der Hypnobirthing-Mentaltechniken »Autogene Geburt« auf Knopfdruck entspannen können, verrate ich Ihnen in diesem Buch.

Tatje Bartig-Prang
April 2016

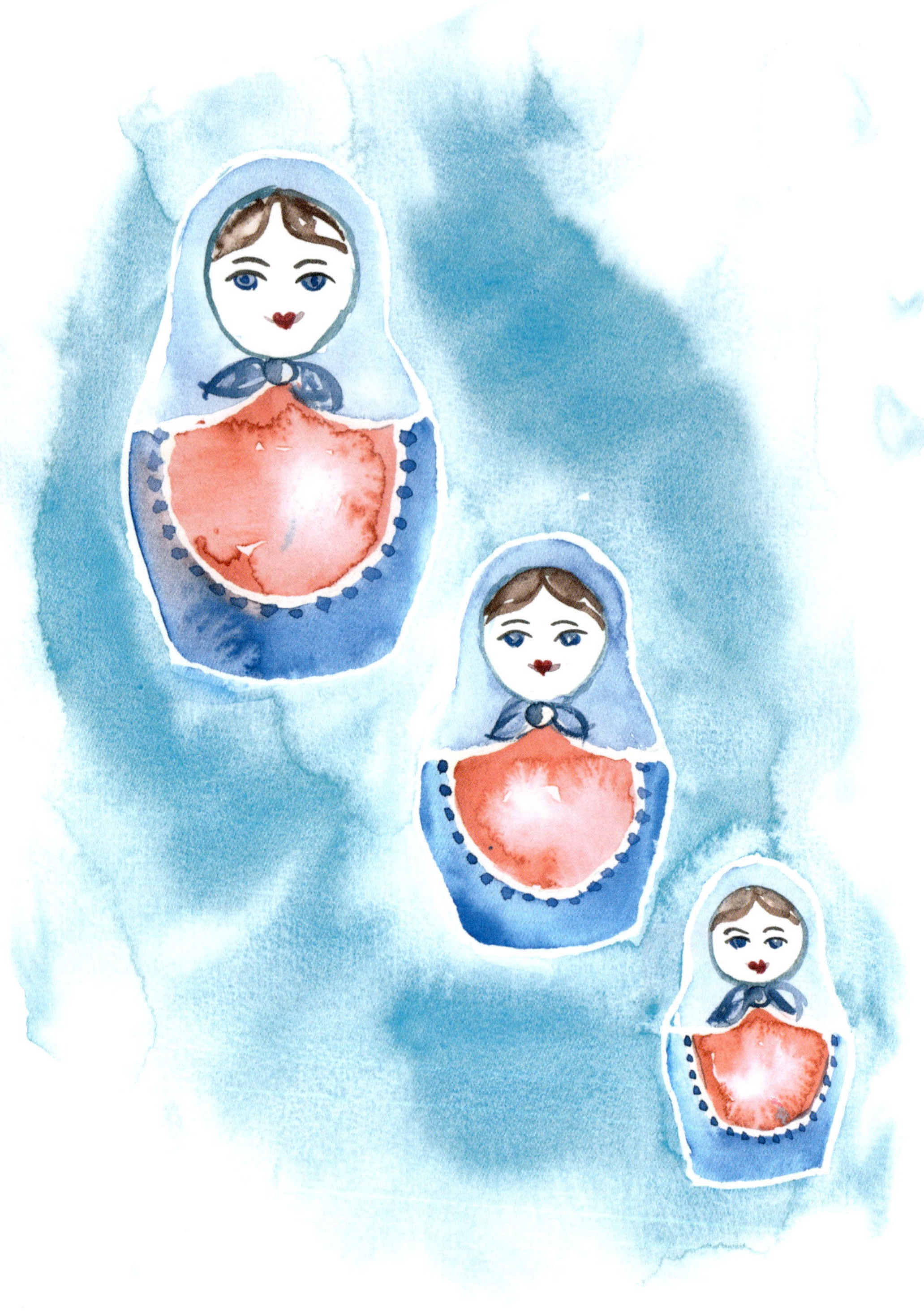

Was ist Autogene Geburt?

Entspannt und selbstbestimmt durch Schwangerschaft und Geburt – autogen eben! Das deutsche Hypnobirthingprogramm Autogene Geburt zeigt Ihnen wie.

Schreien, pressen, freu-en: die normale Geburt

Was wissen Sie eigentlich über Geburt? Das, was Sie vielleicht selbst erlebt haben, was Freunde und Familie erzählen und natürlich das, was Sie aus den Medien so anweht.

So läuft's meist in Film und Fernsehen: Da platzt der Schwangeren mit einem großen Kawumms die Fruchtblase, alternativ beginnen die Wehen, die Frau und ihre komplette Entourage werden sofort panisch und kreischen nach einem Taxi. Angekommen im Krankenhaus liegt die Frau auf dem Rücken, ihre Beine in Beinhaltern. Die werdende Mutter brüllt wie am Spieß. Jemand mit Mundschutz ruft rhythmisch »Pres-sen! Pres-sen!« Silbenklatschen in der Astrid-Lindgren-Grundschule ist nichts dagegen. Dann ist das Baby da. Jetzt ist zwar die Mutter ruhig, aber das Baby schreit dafür mit gefühlten 1000 Dezibel. Die Umstehenden lächeln milde. Der Vater, falls anwesend, ist stolz und der Film in der Regel zu Ende.

Das Gleiche jetzt noch mal als Autogene Geburt? Okay: Die Schwangere spürt in zunächst sehr langen Abständen die regelmäßige Arbeit ihrer Gebärmuttermuskeln. (Das muss nicht unbedingt wehtun, erkläre ich Ihnen später genauer.) Langsam wird diese Muskelarbeit stärker und die Abstände verringern sich. Die Frau hat das Bedürfnis sich konzentriert zurückzuziehen. Bisher hat sie vielleicht noch einen Kuchen gebacken oder ein älteres Kind ins Bett gebracht. Vielleicht auch noch schnell eine E-Mail geschrieben oder eine Überweisung getätigt. Je nachdem, wo das Baby zur Welt kommen soll, geht es nun in Richtung Krankenhaus. Dort angekommen, macht es sich die Frau in einer aufrechten Position in der Wanne, auf dem Gebärhocker oder auf ihren Partner gestützt gemütlich. Nutzt sie Geburtshypnosetechniken, wird man ab jetzt bis zur Geburt des Kindes häufig wenig von außen mitbekommen, außer tiefem Summen, langgezogenen Vokalen oder ähnlichen entspannungsfördernden und Atemtechniken unterstützenden Tönen. Bei einer normal und gesund verlaufenden Geburt muss natürlich auch niemand von außen zum Pressen anleiten. Es reicht, wenn die Frau auf ihre eigenen Körpersignale hin sanft mitschiebt oder hinunteratmet. Wird das Kind geboren, nimmt die Mutter es selbst hoch und legt es sich auf die Brust. Das Kind atmet regelmäßig, ist ruhig und schreit häufig nicht einmal.

Gähn. Laaaaangweilig. Das ist doch kein Hollywoodstreifen. Da ist überhaupt keine Action drin. Frau geht ihrem Tagesgeschäft nach, wendet sich immer mehr nach innen, begibt sich irgendwann in den Kreißsaal, gibt alle paar Minuten einen wohligen langen Ton von sich und irgendwann ist das Baby da. Und das schreit meistens nicht mal, sondern blickt nur aufmerksam umher. Wäre das etwas für Sie oder wünschen Sie es sich eher Hollywood-reif?

Warum es anders geht

Um mit möglichst hoher Wahrscheinlichkeit eine ruhige und entspannte Geburt zu ermöglichen, arbeitet das Konzept »Autogene Geburt« mit drei Grundannahmen:

- Eine wunderschöne Geburt ist möglich, wenn die werdende Mutter sehr tief entspannt ist.
- Eine wunderschöne Geburt ist möglich, wenn die werdende Mutter liebevoll begleitet wird.
- Eine wunderschöne Geburt ist möglich, wenn die werdende Mutter alle Entscheidungen zu ihrer Schwangerschaft und Geburt selbstbestimmt und ohne Druck trifft.

Der wichtigste Pfeiler ist die Entspannung während der Geburt. Als erster Gynäkologe beschrieb der Engländer Grantley Dick-Read den ursächlichen Zusammenhang zwischen Anspannung und Schmerz in der Geburtshilfe. Frauen, die entspannt sind und sich gut aufgehoben fühlen, spüren die Muskelbewegungen der Gebärmutter nicht zwangsläufig als Schmerzen. Diese Entspannung auf Knopfdruck und vielleicht auch unter nicht ganz optimalen Bedingungen entstehen zu lassen, werden Sie in diesem Buch durch zahlreiche Entspannungsübungen und Selbsthypnosetechniken lernen.

Liebevolle Begleitung

Die liebevolle Unterstützung von Ihren medizinischen Begleitern einerseits und von der Person Ihres Vertrauens andererseits ist ganz entscheidend. Selbst wenn die Geburt eine unerwartete Wendung nimmt, vielleicht auch streckenweise doch mit unangenehmen Empfindungen oder sogar Schmerzen verbunden sein sollte: Wenn Sie sich gut unterstützt fühlen und mit Zuspruch und sanften Berührungen durch die Geburt begleitet werden, schaffen Sie das Ganze mit links. Deshalb ist die Einbindung des Geburtspartners so besonders wichtig. Mit Hilfe dieses Buches können Sie sich gemeinsam mit Ihrem Partner als funktionierendes Team für die für Sie richtige Geburt aufstellen und Sie bekommen Tipps zur wirklich schlauen Wahl Ihres Geburtsortes und Ihrer Geburtsbegleiter – egal ob in der Klinik, im Geburtshaus oder zu Hause.

Selbstbestimmt handeln. Über die letzten Jahre habe ich sehr viele Geburtsberichte der von mir begleiteten Paare bekommen. Die meisten Geburten verliefen problemlos und waren typische natürliche Geburten, darunter sehr viele Geburten nach vorangegangenem Kaiserschnitt. Aber es gab auch einige, bei denen aufgrund verschiedener Umstände medizinisch ins Geburtsgeschehen eingegriffen wurde. Die Paare berichteten durchweg positiv, selbst von schweren Eingriffen wie einem Kaiserschnitt, wenn sie sich zu jeder Zeit informiert und nicht überrumpelt und übergangen fühlten. Wenn sie das Gefühl hatten, dass nichts über ihren Kopf hinweg entschieden wurde. Umgekehrt kenne ich einige Paare, die mir von einer früheren Geburt erzählten, die für einen Außenstehenden vielleicht als normale Geburt durchgingen, die sie aber selbst als schieren Horror in Erinnerung hatten. Der Schlüssel liegt darin, sich vorher über die wichtigsten Eckpunkte der Geburtsplanung klar zu werden, sich darüber klar zu werden, was man möchte, und dann klar und freundlich zu kommunizieren und immer wieder um die Möglichkeit zur informierten Entscheidung zu bitten.

Lisa Christensen, 30 Jahre, Hebamme, 1 Kind

Der weibliche Körper hat alles, was er braucht, um zu gebären

» Als Hebamme habe ich erlebt, dass jede Geburt einzigartig ist. Schon immer habe ich mich gefragt, wie ich in einem Geburtsvorbereitungskurs die einzelne Frau erreiche, also ein Höchstmaß an Individualität. Durch das Prinzip der Autogenen Geburt ist es möglich, auch in der Gruppe jede Frau in ihrer eigenen Kraft zu stärken. Es hat mir die Möglichkeit gezeigt, wie wir all un-

sere Sinne in der Tiefe benutzen können, um gut durch das wertvolle Erlebnis Geburt zu gehen.

Wir nutzen und vertrauen unseren Sinnen spielend leicht jeden Tag. Wir gebären nicht jeden Tag. Aber der weibliche Körper hat alles, was er braucht, um zu gebären, so wie ich eine Nase habe, um zu riechen. Auf meine Nase kann ich mich verlassen, ich vertraue ihr. Hier lässt sich zur Geburtssituation eine Brücke spannen. Wann immer ich eine Extraportion Vertrauen brauche (ein normales Bedürfnis in besonderen Situationen), kann mir beispielsweise ein besonderer Geruch helfen. Ebenso das Hören der Stimme meines Mannes. Es ist genial: Man kann lernen, diese dabei entstehenden Gefühle bewusster zu erleben und abzurufen. Es zeigt, dass alles miteinander verknüpft ist – ein großes Ganzes, Körper und Geist als Gesamtkunstwerk. Die Vorbereitung in der Schwangerschaft mit Autogener Geburt hat mir ganz persönlich Sicherheit gegeben. Ich wusste, dass ich selbst Hilfsmittel dabeihabe. Dieses Wissen war schon an sich eine große Stütze. So habe ich kraftvoll und selbstbestimmt geboren. Es fühlte sich alles richtig, natürlich und normal an. Letztendlich habe ich nur ein Hilfsmittel aus meinem »Werkzeugkasten« gebraucht, den Duftanker (Seite 54), aber ich wusste ja, dass ich noch viele andere dabeihabe.

Und mein Kraftort (Seite 61) hilft mir nun z. B. auch beim Zahnarzt. So begleitet mich diese Art der Geburtsvorbereitung auch nach der Geburt positiv und leicht durch mein Leben.

Autogene Geburt – das Buch

Als ich die Idee zur »Autogenen Geburt« hatte, hatte ich mit den herkömmlichen Hypnosekurskonzepten einerseits großartige Erfolge, andererseits auch immer wieder dieselben Probleme. Die Paare lasen bestimmte Bücher und kamen anschließend in meinen Kurs – fast alle waren der Überzeugung: Wenn wir alles richtig machen, wird unsere Geburt schmerzfrei sein. Diesen »Schwarzen Peter« kann und möchte ich keinem bestimmten Konzept zuschieben, in erster Linie ist Hypnobirthing nur der ins Englische übersetzte Begriff für »Geburtshypnose«, der mit der Zeit durch eine Handvoll Anbieter geprägt wurde. Ich bin von mehreren dieser Anbieter in deren Konzepten fortgebildet worden und habe die Kurs- und Ausbildungsunterlagen der meisten anderen einsehen können. Meine Paare und auch die Paare vieler Kolleginnen erlebten entweder tatsächlich schmerzarme bzw. schmerzfreie Geburten oder aber knabberten noch lange an ihrer vermeintlich »schlechten« Geburt. Dabei wusste ich immer, dass Schmerzfreiheit nur ein Kriterium von vielen für eine gute Geburt ist. War ich doch selbst in meiner Schwangerschaft diesem Irrtum aufgesessen. Wie besessen suchte ich damals in Bibliotheken und im Internet zum Schlagwort »schmerzfreie Geburt« – aber erst als ich begann nach »angstfreier Geburt« zu suchen, erhielt ich endlich die wunderschönen Geburtsberichte und guten Fachbücher, nach denen ich so lange gesucht hatte.

Angstfreie Geburt. Dieses Buch ist eine in sich abgeschlossene Anleitung zur selbstständigen Vorbereitung nach dem Prinzip »Autogene Geburt«. Sie erhalten alle sinnvollen Werkzeuge und Anleitungen, die Sie benötigen, um sich frei von Angst fallen lassen zu können. Falls Sie darüber hinaus auch einen Geburtsvorbereitungskurs »Autogene Geburt« besuchen möchten, um beispielsweise individuelle und persönliche Begleitung von Mensch zu Mensch zu haben, finden Sie unter www.autogene-geburt.de deutschlandweit qualifizierte Kursleiterinnen.

Eine gute Geburt wird also immer angst- aber lange nicht immer schmerzfrei sein. Aber: Seien Sie sicher, dass Angstfreiheit eine sehr gute Grundlage für Schmerzarmut liefert. Auch Ihre gesamte Schwangerschaft wird Ihnen positiver in Erinnerung bleiben, wenn sie von Vorfreude und Spannung statt von belastenden Gedanken an die Geburt geprägt ist.

Mythen über Geburtshypnose

Geburtshypnose ist so ein New-Age-Räucherstäbchen-Kram

Hypnose ist eine anerkannte und wissenschaftlich in ihrer Wirksamkeit hervorragend belegte Methode. Räucherstäbchen anzünden dürfen Sie natürlich trotzdem, denn – Hypnose oder nicht – niemand sollte Ihnen eine bestimmte Weltanschauung aufzwingen und Sie müssen sich sicher nicht umkrempeln und ab jetzt in der Fußgängerzone sitzen und in ihrem selbstgebatikten Gewand »Hare Krishna« singen.

Alle Übungen, die Sie erlernen werden, können Sie mit Ihren eigenen Vorstellungen bereichern, aber Sie sind von sich aus an keine Religion oder ein bestimmtes soziales Milieu gebunden.

Geburtshypnose verspricht eine schmerzfreie Geburt

Wer Ihnen eine schmerzfreie Geburt verspicht, Ihnen also sagt, wenn Sie nur genug dieses und weniger jenes täten, genug übten, genug glaubten, dann, ja dann kämen Sie garantiert in den Genuss einer schmerzfreien Geburt, den sollten Sie meiden wie der Teufel das Weihwasser.

(Falls Sie zufällig doch ein waschechter Hippie sind, vertrauen Sie einfach darauf, dass das Karma es schon richten wird.) Im Ernst: Ja, eine schmerzfreie Geburt ist möglich. Und ja, mit viel Übung und guter Anleitung kann man seine Chancen darauf verbessern, aber niemand auf der Welt kann Ihnen irgendwelche Garantien geben. Es gibt immer noch genug Größen, die außerhalb des menschlichen Einflussbereichs liegen. Über 90 Prozent der Paare können mit den Techniken aus Autogener Geburt eine wunderschöne Geburt haben, die in der Rückschau als positiv und kräftigend, statt zerstörerisch und entmündigend empfunden wird. Und einige dieser Geburten sind sogar völlig schmerzfrei.

Bei einer echten Hypnosegeburt darf man nicht pressen

Sie sollen immer das tun, was Ihr Körper Ihnen sagt. Das Wort »Pressen« ist allerdings in der Hebammensprache für normale Geburtsverläufe veraltet, man spricht von »Mitschieben«. Beim Mitschieben oder Hinunteratmen wird mit den Kräften entlang der eigenen Körpersignale und denen des Babys gearbeitet. Die Richtung wird unterstützt. Das früher teils übliche »Pressen auf Kommando« ist für eine Geburt ohne krankhaften Verlauf längst überholt. Heute weiß man, dass die Gebärende mit ihrem Körpergefühl das Kind viel stressfreier, energiesparender und vor allem verletzungsärmer zur Welt bringen kann.

Die Selbsthypnose und Visualisierungstechniken helfen Ihnen dabei, dieses Mitschieben noch effektiver zu machen, sodass es sich für machen Frauen kaum wie eine Anstrengung anfühlt. Wie bei der schmerzfreien Geburt gilt das nicht für jede Frau: Häufig habe ich davon gehört, dass sehr bewusstes und kraftvolles Mitschieben als wahre Erleichterung empfunden wurde, eine Mutter schrieb mir in einem Brief von einer »kathartischen« Erfahrung, einem Gefühl der inneren Reinigung und absoluten Selbstermächtigung, nachdem ihre vorherige Geburt damals in einem Kaiserschnitt geendet hatte. Das Mitschieben ist also niemals durch Geburtserfahrungen Außenstehender und nach vermeintlich objektiven Kriterien zu bewerten.

Bei einer echten Hypnosegeburt darf man nicht schreien

Genauso wie beim Mitschieben, Pressen oder Herunteratmen ist auch das Repertoire an Lauten unter der Geburt unglaublich vielfältig. Stumm bleiben, singen, summen, schreien, seufzen, tönen – das alles können Geräusche einer normalen Geburt sein. Wichtig ist, dass nicht jedes Geburtsgeschehen inklusive schreiender Frau abläuft. Bei entspannten Geburten sind ruhige, melodische Laute wie beim Singen, Summen und Tönen viel häufiger anzutreffen als spitze Schreie. Und: Laute können wunderbar als Fokuspunkt dienen, helfen beim Lockerbleiben und garantieren eine gute

Praktische Erfahrungen am Geburtshaus Kiel

Ute Marcussen, 34, seit 12 Jahren Hebamme und Mutter von drei Kindern, betreute bereits Hunderte Haus-, Klinik- und Geburtshaus-Geburten.

Ich blicke zurück auf über 500 Geburten. In der Klinik, im Geburtshaus, zu Hause. Jede einzelne nicht zu vergleichen mit den anderen. Risikoschwangere, Erstgebärende, gut oder schlecht vorbereitete Frauen, Frauen die nichts von der Schwangerschaft wussten, Zwillings- und Drillingsmütter, junge und alte Mütter, Mütter unterschiedlicher Kulturen und Bildungsstände. Eine Gemeinsamkeit hatten alle – sie starteten in das Abenteuer Geburt.

Mir fiel auf, dass es einigen Frauen anscheinend leichter fiel als anderen mit den Kräften der Geburt umzugehen. Schon früh spürte ich, dass vieles mit den äußeren Umständen zusammenhing: Wie ist die Laune der Hebamme oder des Arztes? Gibt es Streit mit dem Partner? Wie ist die Motivation des Paares bei der Geburt?

Lange Jahre habe ich Paare laut »Standard« auf Geburten vorbereitet, doch je individueller die Geburtsvorbereitung, umso weniger Schmerzmittel sind nötig und umso geringer sind die Risiken. Meine Erfahrung bestätigt, dass Frauen, die gut bei sich und dem Kind sind, eine angenehme Geburtserfahrung machen.

Vertrauen zum Körper aufbauen

In der heutigen Zeit haben wir verlernt auf unser Gefühl zu hören, selten mögen wir unseren eigenen Körper und unsere Bedürfnisse stellen wir oft hinten an. Zu sich selbst zu stehen, dem Körper zu trauen und herauszufinden, was genau man eigentlich möchte – darum geht es. Hypnose kann dabei helfen, alte Verhaltensmuster zu verändern und tief im Unbewussten neue Anker zu setzen. Die Paare üben so oft und so viel miteinander, dass die tiefe Entspannung in jedem Moment abrufbar ist. Einigen Frauen gelingt dies von Haus aus. Sie erleben die Geburt in Leichtigkeit, weil sie zu jeder Zeit gut bei sich sind

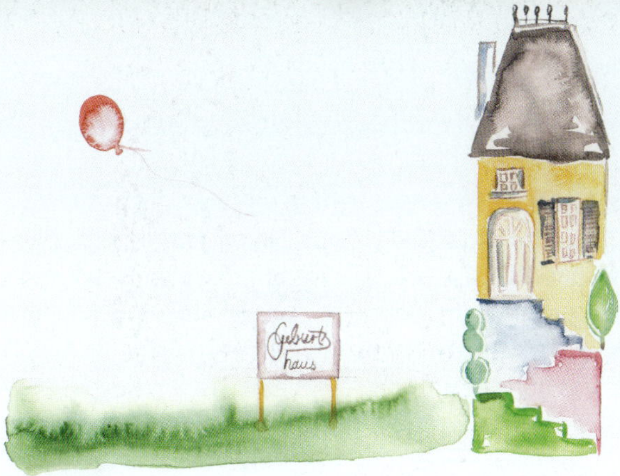

oder schnell wieder zu sich zurückfinden und auch weil der äußere Rahmen stimmt. Hebammen arbeiten genau dafür!

Ganz bei sich sein. Frauen, die die Technik der Selbsthypnose beherrschen, kommen oftmals später bei uns im Geburtshaus an, weil sich die erste Phase der Geburt noch nicht recht nach Geburt anfühlt oder die Frauen so vertieft in ihren Übungen sind, dass sie gar nicht merken, wie die Zeit vergeht. Oft war der Muttermund schon ein ganzes Stück weit geöffnet. Anstatt zu sagen: »Ich weiß nicht, ob das jetzt Geburt ist!« wussten diejenigen, die ganz bei sich und ihrem Baby waren: »Mein Baby kommt!« Wenn ich den Frauen erklärte, warum ich eine vaginale Untersuchung oder die Überprüfung der kindlichen Herztöne notwendig finde, war nicht eine dabei, die sich verkrampfte oder sich weigerte.

Fast immer konnte man den Frauen nicht ansehen, dass eine Welle kam – so entspannt lagen sie im Wasser oder bewegten sie sich umher. Einzig an der Atmung konnte man die Wellen bemerken. Und wenn die Frau tönte, klang es fast wie Musik. Ich hatte selten Gründe, um in den Geburtsprozess einzugreifen, alles lief wie von allein. Ich konnte mich staunend dazusetzen und still beobachten. Einige erlebten eine Übergangsphase, wie wir es auch von Frauen kennen, die keine Hypnose anwenden: Tränen fließen und der Wunsch, alles wäre schon vorbei, ist groß. Doch die Frauen fangen sich schnell wieder, wenn man erklärt, an welchem Punkt sie gerade stehen. Das Herausschieben war bei allen kraftvoll und sanft zugleich. Keine der Frauen »presste«. »Es ist so weit!«, sagen sie. (Frauen in Selbsthypnose spüren in der Regel ganz genau, wann es so weit ist.)

Friedlich und zufrieden

Mein Mann und einige andere Väter aus den Kursen sagten nach der Geburt mit Hypnose (im Vergleich zu Standardgeburten), dass es fast ein bisschen langweilig war – viele der Partner schliefen sogar versehentlich zwischendurch ein. Die Babys haben fast nie geschrien, Sie guckten sich ihre Eltern an und sahen dabei so weise und friedlich aus. Die Vorbereitung mit dem Konzept »Autogene Geburt« hat mir persönlich auch durch die Schwangerschaft getragen und, so sagen es oft die Männer im Kurs, auch für das weitere Leben mit dem Baby entspannt!

Sauerstoffversorgung von Mama und Baby. Seien Sie locker, öffnen Sie sich, haben Sie keine Hemmungen, sich gehen zu lassen. Also keine Angst, Sie müssen nicht wie bei den Scientologen stumm durch Ihre Geburt gehen!

Paare sind misstrauisch und ängstlich

Informierte Paare fragen häufiger nach, erkundigen sich nach ihren medizinischen Optionen, wägen gründlich Vor- und Nachteile ab, lassen sich nicht abspeisen, wenn gerade wenig Zeit ist und das Wartezimmer oder die Klinik voller Patienten. Wen das stört, der sollte besser jemand Neuen suchen, das Karma erledigt den Rest. Von Misstrauen ist die Arzt-Patienten- bzw. Hebamme-Eltern-Beziehung gerade dann nicht geprägt, wenn man die medizinischen Begleiter mit Bedacht ausgewählt hat und sich unterstützt und umfassend informiert statt durchgeschleust und abgewimmelt fühlt.

Das war eine schöne Geburt!

Von außen betrachtet ist schwer zu sagen, ob eine Geburt »schön« war. Es gibt Frauen, die brüllen, dass die Wände wackeln – nach der Geburt gefragt, beschreiben sie eine kraftvolle und befreiende Erfahrung. Andere sagen keinen Piep, empfinden die Geburt aber als Schreckenserlebnis. Sie sehen also: So unterschiedlich wie die Frauen sind, so unterschiedlich sind auch die Geburten. Und vor allem die Ansprüche an das, was eine schöne Geburt ausmacht. Das Unterfangen »guten Sex« zu definieren wäre ähnlich aussichtslos. Trotz aller Unterschiede, persönlicher Vorlieben und Geschichten – eines haben alle schönen Geburten gemein: Die Frau hat das Gefühl, dass sie selbstbestimmt agieren konnte, liebevoll betreut und begleitet wurde und dass alle Entscheidungen über das Geburtsgeschehen ihre eigenen waren: Autogen gebären heißt vor allem, selbstbestimmt und selbstbewusst zu gebären.

Was ist also eine schöne Geburt?

- Eine Geburt ist schön, wenn sie richtig für Mama und Baby am jeweiligen TAG der Geburt ist.
- Eine schöne Geburt ist eine, auf die das Paar zurückblickt und weiß, dass alle Entscheidungen die eigenen waren – sogar wenn vielleicht aufgrund spezieller Entwicklungen ins Geburtsgeschehen eingegriffen wurde.
- Selbstbestimmung und Selbstermächtigung ermöglichen ein positives Geburtserleben.
- Eine schöne Geburt wird als positive Erfahrung wahrgenommen – egal welchen Verlauf die Geburt nimmt.
- Eine schöne Geburt ist eine gute Erinnerung für ein ganzes Leben, keine Horrorerinnerung, über die nur das Baby einigermaßen hinwegtrösten kann.

Marie Ann, 33 Jahre

Ich könnte es gleich wieder machen

» *Die Hebamme sagt, der Kopf sei zu sehen. Mein Mann steht auf, geht um den Pool herum, um eine bessere Sicht zu haben. Ich kann nicht aufhören mitzuschieben, daher ist das ganze Kind schon da, als mein Mann auf der Rückseite des Pools ankommt. Die Hebamme nimmt es in Empfang und gibt es mir sofort, nachdem ich mich umgedreht habe. Unser Baby liegt auf meiner Brust. Wir sind von dem Tempo und der Heftigkeit noch ganz benommen. Ich weine ein bisschen vor Freude, Erschöpfung und weil mein Körper sowieso noch ein bisschen bebt. Mein Mann hält eine Hand auf dem Babyrücken und sagt mir, dass ich das gut gemacht hätte. Er ist glücklich und ich bin glücklich, ihn so zu sehen. Wir haben einen Jungen bekommen, genau, wie mein Gefühl seit dem Zeitpunkt der Zeugung war. Wie gut, denn einen Mädchennamen haben wir nicht.*

Die Hebamme und mein Mann lagern mich aus dem Pool um auf die Matratze. Dort untersucht sie das Baby, während es auf mir liegt. Wir können gleichzeitig mit unserem Sohn kuscheln, nichts stört. Er ist gesund, alles ist dran, 51 cm lang, 36 cm Kopfumfang, 3510 g. Am selben Abend laden wir noch meine Eltern zum kurzen Besuch ein. Mein Vater fragt, wieso ich so gut aussähe, total entspannt. Man sehe mir nicht an, dass ich gerade eine Geburt hinter mir hätte. Ich stimme ihm zu, ich fühle mich nämlich auch nicht so.

Ich bin absolut im Reinen mit der Geburt und empfinde sie im Endeffekt als so schön, dass ich noch am gleichen Abend denke, dass ich das wieder machen könnte, wenn ich mich erst mal ein bisschen ausgeschlafen habe. «

Dieses Buch als Workbook nutzen

Weil Ihre Geburt einzigartig sein wird, sollte auch Ihre Geburtsvorbereitung einzigartig sein: sich an Ihren besonderen Bedürfnissen, Vorlieben und speziellen Herausforderungen orientieren, statt irgendeine 08/15-Version abzuspulen. Ein Buch kann natürlich nicht mit Ihnen reden, aber es kann Ihnen die richtigen Fragen stellen, Denkanstöße und wertvolle Informationen für eine informierte Entscheidungsfindung geben. Eine schöne Geburt passiert selten von allein. Deshalb: Werden Sie aktiv! Die Workbookseiten zum Selbstbearbeiten helfen Ihnen, die wichtigsten Punkte für Ihre schöne und selbstbestimmte Geburtserfahrung herauszufiltern. Aber was genau möchten Sie, was sind die wichtigsten Punkte für Sie und vor allem: Wie setzen Sie sie praktisch um?

In einigen Kapiteln finden Sie Workbookseiten mit Raum für Ihre eigenen Gedanken, wo Sie wichtige Punkte zu bestimmten Geburtsthemen besonders ausarbeiten und vertiefen können. Sie können diese Seiten direkt im Buch bearbeiten oder sie kopieren und auf zusätzlichen Blättern bearbeiten. Bearbeiten Sie alle Workbook-Bögen oder nur die, an denen Sie Freude haben. So wie Sie es für sich entscheiden, ist es wunderbar!

- Ein frischer Start (Seite 22)
- Ankerinspirationen (Seite 58)
- Blockaden lösen (Seite 100)
- Geburtswunschliste (Seite 108) anlegen

Mein Tipp: Legen Sie einen Ordner oder eine Mappe an, wo Sie Ansprechpartner, Informationen, Inspirationen und alles, was mit Ihrer Geburt zu tun hat, sammeln können. Sie werden sehen, wie der Ordner immer weiter wächst und sich ein immer klareres Bild Ihrer persönlichen Geburtswünsche abzeichnet. Je persönlicher und vielfältiger Sie Ihre Geburt planen, je mehr Eselohren dieses Buch bekommt, je mehr Sie an den Rand kritzeln, Textpassagen markieren, je stärker, je plastischer Sie die schöne Geburt vor ihrem inneren Auge entstehen lassen, die Sie sich wünschen und verdient haben, desto leichter werden Sie Ihr Ziel erreichen können!

Interessantes zum Weiterlesen

Schöne Inspirationen finden Sie auf der Plattform Pinterest, mehr Augenweide als soziales Netzwerk mit einer Milliarde toller Dinge zu Schwangerschaft und Geburt – beispielsweise auf: https://de.pinterest.com/tatjepinnt/ Eine Fülle wertvoller Informationen zur Schwangerschaft und Geburt auf dem neusten Stand der Wissenschaft und dabei mit Liebe, Engagement und Respekt präsentiert, bietet der www.hebammenblog.de von Hebamme Jana Friedrich aus Berlin. Und vergessen Sie auf keinen Fall den super-praxistauglichen Blog www.mama-baby-vision.de von Kinderkrankenschwester und IBCLC-Stillberaterin Tabea Laue. Möchten Sie einfach mehr Informationen über die Vorteile und die praktischen Durchführungsmöglichkeiten komplett mit umfangreichem Datenmaterial untermauert sammeln? Dann schnell zu www.greenbirth.de. Spannend und vielseitig: www.juramama.de gibt mehr als Rechtstipps zur Geburt.

Wenn Sie schlechte Erfahrungen gemacht haben

Haben Sie bereits eine schlechte Geburtserfahrung gemacht? Dann lohnt sich der Blick auf die weltweite Initiative gegen

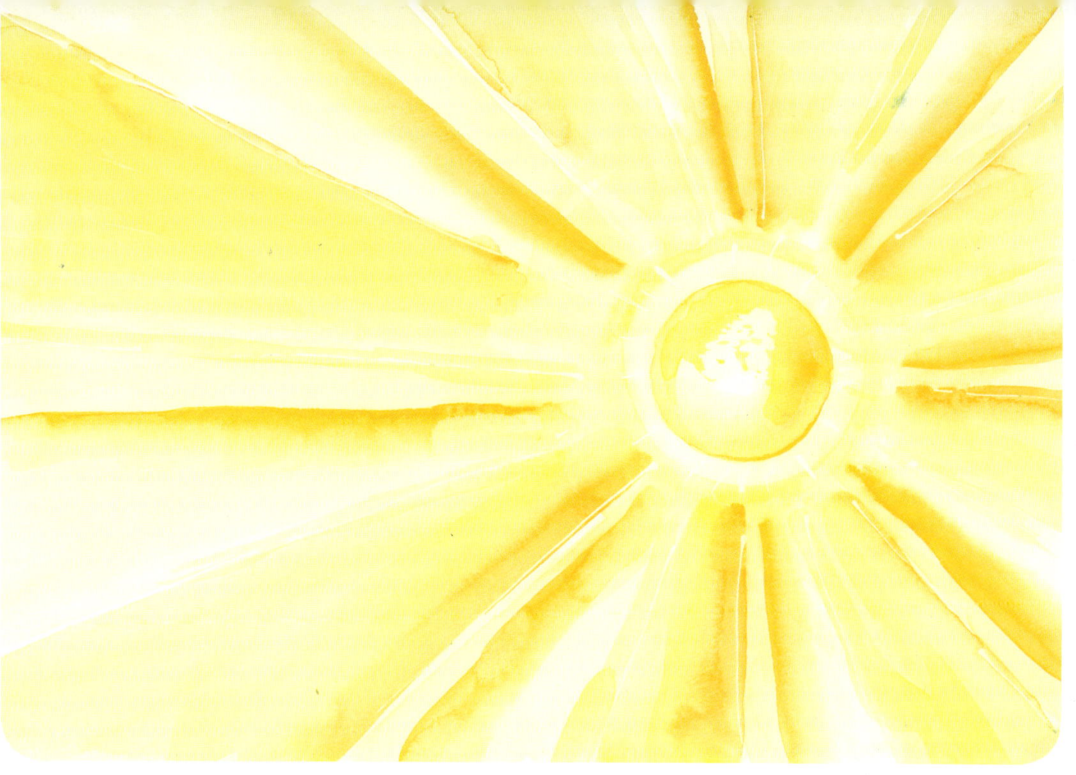

Gewalt in der Geburtshilfe: www.rosesrevolution.com oder www.kaiserschnitt-netzwerk.de. Je eingehender Sie vorangehende Geburtserfahrungen bearbeiten, desto weniger werden diese Ihre nächste Geburt hemmen können. Besorgen Sie sich von einer zurückliegenden Geburt, mit der Sie noch nicht im Reinen sind, unbedingt den Geburtsbericht und besprechen Sie ihn mit einer Hebamme Ihres Vertrauens oder mit Ihren damaligen Geburtsbegleitern. Die meisten Kliniken faxen Ihnen den Bericht gegen eine kleine Kopierkostenpauschale sogar bequem nach Hause, die müssen also nicht einmal persönlich dort erscheinen.

Geburtsstatistiken einsehen

Sie liebäugeln mit einer bestimmten Klinik? Dann lassen Sie sich nicht vom High-End-Kaffeeautomaten im Foyer und Versprechungen in Hochglanzbroschüren blenden, sondern schauen Sie in die Geburtsstatistiken. Die bekommen Sie direkt von den Kliniken und können Sie zur Entscheidungsfindung gleich abheften. Oder denken Sie über eine außerklinische Geburt nach? Tipps und Erfahrungsaustausch bietet www.hausgeburtsforum.de, die Gesellschaft für Qualität in der außerklinischen Geburtshilfe (www.quag.de) und außerklinisch arbeitende Hebammen vor Ort: www.netzwerk-geburtshaeuser.de

Egal, wie und ob Sie mit den Workbook-Bögen und den interaktiven Arbeitsaufträgen in diesem Buch arbeiten – finden Sie den Weg, der sich für Sie und Ihre Familie richtig anfühlt!

Arbeitsbogen: ein frischer Start

Eigene Erlebnisse und Geschichten rund um die Geburt – auch die Erfahrungen anderer – für sich nutzen oder sich davon freimachen.

Ich bin sehr stolz auf mich selbst, weil ...

Diese Gefühle werde ich loslassen

Diese Gefühle werde ich umarmen

Durch (m)eine Geburt(sgeschichte) habe ich folgende spannende Sache über mich selbst entdeckt

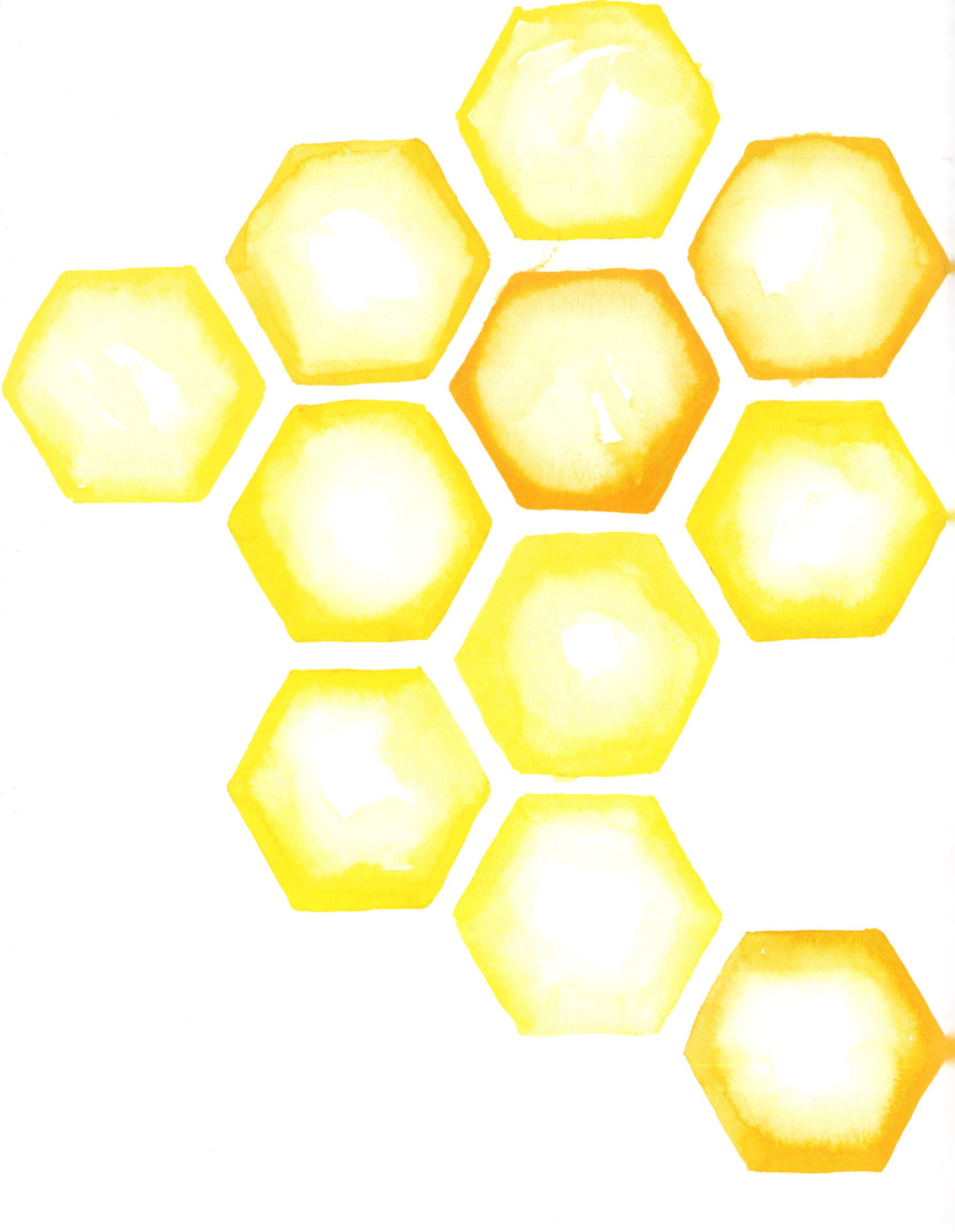

Geburt mit Körper und Kopf

Nur mit Verstand oder Gefühl bzw. Körper kann man kein Kind bekommen. In der Verbindung von allem liegt das Geheimnis. Erfahren Sie, wie das geht.

Wie Hypnose funktioniert

Hypnose ist bei den meisten Menschen mit ziemlich wilden, manchmal magischen und manchmal sogar angsteinflößenden Vorstellungen verknüpft.

Selbst bei medizinischem Fachpersonal erlebe ich immer wieder, dass Hypnose als Scharlatanerie abgetan wird. Da heißt es dann: Bitte setzen Sie Ihren Turban wieder ab, hier ist kein Jahrmarkt. Dass ich gar keinen Turban habe, ist dann auch egal, die Vorurteile sind felsenfest. Dabei ist Hypnose in der wissenschaftlichen Welt eine anerkannte Methode zur Behandlung verschiedener Krankheiten wie Depressionen, Suchterkrankungen oder Schmerzen, aber auch im Bereich der psychologischen Beratung zu Stressbewältigung oder Aufbau des Selbstbewusstseins.

Ressourcen nutzbar machen

Wer heute professionell mit Hypnose arbeitet, wird häufig ganz oder teilweise auf die Methoden des US-amerikanischen Psychiaters und Psychotherapeuten Milton Erickson zurückgreifen. Ericksons Methode ist individuell und ermöglicht es einem, seine ganz eigenen Ressourcen nutzbar zu machen. Es gibt keinen Turban und keine in Ohnmacht fallenden Jungfrauen – aber manchmal vielleicht tatsächlich ein Pendel. Denn: Das wichtigste Prinzip von Hypnose und mit der Hypnose arbeitenden Techniken wie Autogenem Training oder Neurolinguistischer Programmierung ist Aufmerksamkeitsverschiebung. Wenn Sie Ihre Augen stark anstrengen müssen, beispielsweise um einen pendelnden Gegenstand im Fokus zu behalten, eignet sich diese Augenermüdung hervorragend, um eine hypnotische Trance einzuleiten. Ein Pendel brauchen Sie natürlich nicht unbedingt, es sieht nur ganz nett aus. Es reicht auch mit den Augen einen Punkt zu fixieren. Viele Techniken, die auf den ersten Blick esoterisch erscheinen, beruhen auf einleuchtenden, psychischen und physischen Mechanismen.

Placebo-Effekt

Sie haben sicherlich schon mal etwas vom Placebo-Effekt gehört. Der ist völlig zu Unrecht als wirkungslos verschrien, denn er ist im Gegenteil geradezu genial. Durch eine gut nachgewiesene, aber in Ihren Mechanismen noch nicht im einzelnen verstandene Geist-Körper-Connection können wirkstofffreie Substanzen oder Eingriffe, sogenannte Placebos, einen ähnlichen Effekt erzielen, wie Ihre kleinen bunten Kollegen der Pharmaindustrie. Großartig, oder? Und einzig ein Schwachkopf würde behaupten, dass, nur weil keine pharmakologische Wirkung vorliegt, gar keine Wirkung vorliegt. Häufig werden die Teilnehmer von Medikamentenstudien in zwei Gruppen eingeteilt: die Placebogruppe und die Gruppe, die das eigentliche Medikament bekommt. Wollte man testen, wie die unbehandelte Krankheit verläuft, könnte man sich diesen Aufwand sparen und einfach unbehandelte Patienten untersuchen. Aber das genügt eben nicht, denn der Placeboeffekt kuriert eben auch Menschen ohne die Anwesenheit arzneilichen Wirkstoffs. Hier wird also nur die Differenz untersucht, die das Medikament erreicht. Studien zu Akupunktur belegen beispielsweise, dass es sich dabei um eine wirksame Methode handelt – nur ist es für den Heilungserfolg gar nicht besonders wichtig, wo man die Nadeln einsticht (solange man niemanden damit verletzt).

Innere Bilder

Hypnose arbeitet mit genau diesem Effekt: Sie stellen sich – in Hypnose noch wirkungsvoller, weil das Unbewusste beteiligt ist – einfach innere Bilder des Zustandes vor, den Sie erreichen möchten und Ihr Körper folgt mit chemischen Signalen, um diesen Zustand zu erreichen.

Der böse Bruder des Placebos, der Nocebo, ist übrigens auch nicht von schlechten Eltern: Es gibt nachgewiesene Todesopfer von Voodoo-Flüchen. Die armen Leute sind natürlich nicht wegen der Zauberei gestorben, sondern, weil sie an Voodoo glaubten und ihr Körper ihrer innersten Überzeugung nach reagierte – ziemlich konsequent. Sie sehen also, wie wichtig es ist, dass Sie selbst immer wieder positive innere Bilder schaffen, sich umsorgen lasen, sich wohlfühlen, um Ihrem Körper zu erlauben, die inneren Prozesse zur Gesunderhaltung und Selbstheilung zu aktivieren, die in ihm schlummern. Magisch!

Alltagstrancen: Sie können Hypnose schon längst

Hypnose – das klingt ja wirklich gut. Sich in eine leichte Trance versetzen, die Aufmerksamkeit mit der für Sie passenden Technik entsprechend verschieben und ganz einfach Ressourcen und Gefühle anzapfen, die uns in einer normalen Gehirnwellenfrequenz verschlossen bleiben. Und was, wenn Hypnose nun ausgerechnet bei Ihnen nicht funktioniert? Wenn nun ausgerechnet Ihr Gehirn irgendwie nicht auf dieses Hypnoseding geeicht werden kann? Da brauchen Sie sich überhaupt keine Sorgen zu machen, denn falls Sie diesem Text hier folgen können, ihn vielleicht sogar selbständig lesen, besteht nicht der Hauch einer Chance, dass Sie sich nicht in Hypnose begeben können. Es gibt zwar tatsächlich Menschen, bei denen Hypnose nicht funktioniert, aber das sind Erwachsene mit sehr, sehr starken intellektuellen Beeinträchtigungen und auch ganz kleine Kinder. Also Menschen, die von der Konzentration und auch vom Inhalt her der Leitung des Hypnotiseurs nicht folgen können. Übrigens, diese Menschen können trotzdem Trancezustände erreichen, nur eben spontan und nicht geführt. Trancen sind ein normaler Zustand des menschlichen Lebens.

Jeder war schon mal in Trance

Aber wie wissen Sie denn nun, dass Hypnose bei Ihnen selbst tatsächlich geht? Ganz einfach: Sie waren in Ihrem bisherigen Leben schon viele, viele Male in einem hypnotischen Trancezustand – wahrscheinlich ohne es zu wissen. Die meisten Erwachsenen haben heute einen Führerschein. Sie auch? Dann kennen Sie vielleicht das Phänomen: Jeden Tag fahren Sie eine bestimmte Strecke. Sagen wir, ins Büro. An einem Morgen allerdings haben Sie sich freigenommen und wollen stattdessen Ihr Auto in die Werkstatt bringen. Sie fahren los und stehen wenig später – vorm Büro. Huch. Das ist die sogenannte Autofahrer-Trance.

Autofahrer-Trance: Sobald Sie sich ins Auto setzen, findet eine Aufmerksamkeitsverschiebung statt. Sie hängen Ihren Gedanken nach, während Ihr Körper auf einer bekannten, wenig aufregenden Strecke sehr zuverlässig das Auto für Sie lenkt. Sie können sich zwar nicht mehr genau daran erinnern, wie Sie zum Büro gekommen sind, aber da Sie die Strecke ja wie Ihre Westentasche kennen, wird Ihnen diese Erinnerungslücke kaum bewusst. Und was, glauben Sie, was wäre gewesen, wenn Ihr Vordermann stark gebremst hätte oder Ihnen ein Reh vors Auto gesprungen wäre, hätten Sie dann

Wann Sie Hypnose nicht anwenden sollten

Es gibt eine Reihe medizinischer Befunde, bei denen manche Ärzte Ihnen von Hypnosesitzungen abraten würden. Epilepsie z. B. oder Störungen aus dem schizophrenen Spektrum. Es kann also nie schaden, wenn Sie sich noch das Okay Ihres Arztes geben lassen, falls Sie wegen irgendeiner Krankheit in Behandlung sind oder waren, besonders wegen einer psychischen Erkrankung. Diese Vorsichtsmaßnahmen haben allerdings nichts damit zu tun, dass Hypnose beispielsweise bei Epileptikern nicht funktionieren würde, sondern dass es eben unter Umständen zu einem Anfall oder anderen negativen Folgen kommen könnte. Vorsicht auch bei schwachem Kreislauf.

rechtzeitig gebremst? Ja, natürlich, genauso wie Sie den Blinker gesetzt haben und nicht in den Graben gefahren sind, denn ein bestimmter Teil Ihres Bewusstseins war ja die ganze Zeit anwesend. Den anderen Teil, den, der ganz entspannt gerade darüber nachgedacht hat, ob Sie der letzte Mensch auf dem Planeten sind, der noch nie mit Chia-Samen gekocht hat, diesen Teil hätte sich Ihr Autofahrerbewusstsein im Bedarfsfall blitzschnell wieder dazu organisiert. Nur Mut – Sie eignen sich ideal für Hypnose! Legen Sie einfach los!

Sprachmagie anwenden – mit Wörtern heilen

Neue Wörter für neue Konzepte! Alter Wein in neuen Schläuchen? Denn ist es nicht egal, wie wir etwas nennen? Das macht in der Sache ja keinen Unterschied. Doch. Das tut es. Und zwar ganz gewaltig. Denken Sie nur mal an eines der meistgebrauchten Wörter im Zusammenhang mit Geburt: die Wehe. Durch unsere bisherige Lebenserfahrung verbinden wir Geburt in der Regel mit Schmerzen. Ob Film, Buch oder persönliche Geschichten: Überall tut Geburt schrecklich »weh«. Benutzen wir nun das Wort »Wehe«, verstärken wir unwillkürlich unsere Schmerzerwartung. Die Schmerzerwartung ist aber einer der wichtigsten Teile in der Entstehung von Schmerz. Denken sie an die Voodoo-Opfer … Und es gibt Experimente, in denen den armen Teilnehmern glaubhaft versichert wurde, ihre Hand werde nun für einige Sekunden in kochendes Wasser gesteckt, das in Wahrheit Zimmertemperatur betrug. Ergebnis: Alle berichteten von starken Schmerzreizen, bei vielen war die Hand stark gerötet, einige wiesen sogar Brandblasen auf. Der Kopf zeigt den Weg – der Körper folgt nach!

Wie viel Schmerz erwarten wir?

Heute wissen wir: Die Schmerzerwartung machte einen ganz erheblichen Anteil des tatsächlichen Schmerzempfindens aus. Mehr noch als die Stärke des Schmerzreizes. Deshalb werden wir jetzt erst einmal mit dem eisernen Besen unser Vokabular auskehren und Wörter wie »Wehen« auf den linguistischen Müllhaufen schmeißen.

Sie müssen übrigens keine Angst haben, dass Ihre medizinischen Begleiter aus Versehen die »bösen« Wörter ausspre-

Neutrale und positive Begriffe rund um die Geburt

Das hat man früher gesagt	Das hat man sich dabei vorgestellt	Das sagen Sie heute	Das stellen Sie sich ab jetzt vor
Wehe	schmerzhafte Muskelkontraktionen der Gebärmutter	Welle	wellenförmige Muskelbewegungen der Gebärmutter
Austreibung	Akt des Geborenwerdens, von der Mutter kaum beeinflussbar, wie der Körper das Baby »loswird«	hinausgleiten	sanftes Geborenwerden, von Baby und Mutter gleichermaßen beeinflusst
in den Wehen liegen	Die Frau ist nicht fähig, sich zu bewegen, soll sich nicht bewegen, ist passiv.	gebären	ein aktiver Prozess
Entbindung	Die Mutter wird von einem Kind »entbunden« wie von einer unangenehmen Pflicht oder einem nicht zu haltenden Versprechen.	Geburt	neutraler Begriff
Fruchtblase platzt/ wird gesprengt	gewaltiger, eventuell gewalttätiger Vorgang	Fruchtblase geht auf	natürliche und sanfte Öffnung
Pressen	verkrampfte Bewegung gegen ein Hindernis	mitschieben	Unterstützung einer ohnehin vorhandenen Bewegungsrichtung
Risikoschwangerschaft	Es ist wahrscheinlicher, dass etwas schiefgeht.	besondere Umstände	Es ist wahrscheinlicher, dass alles gut geht.

chen und Ihnen so Ihre Geburt verderben – entscheidend ist, dass Sie die neuen Wörter in Ihren persönlichen Denkmustern verankern: Benutzen Sie sie, denken Sie sie, leben Sie sie! Und kommen Sie nicht auf die Idee mit einer Vokabelliste aus DOs und DON'Ts im Krankenhaus aufzuschlagen – im besten Fall wird man hinter vorgehaltener Hand über Sie lachen, im schlechtesten haben Sie gleich ihren Ruf als durchgeknallt gefestigt. Denn es ist nicht nur unnötig, dass andere diese Wörter vermeiden, es ist für die medizinische Fachsprache unabdingbar sich schnell und eindeutig zu verständigen.

Sie selbst und Ihr Partner sollen in der Schwangerschaft umdenken: Denken, sprechen, fühlen, leben Sie die neuen Begriffe. Das ist das Wichtige! Sinnvoller, als eine Wörterliste wäre die Bitte, nicht um Einstufung der Schmerzen gebeten zu werden und andere explizite Fragen nach Schmerzen zu vermeiden à la »Wie weh tut es jetzt genau?« Eine gute Hebamme wird solche Fragen aber unter der Geburt ohnehin nicht stellen.

Duzen und Siezen

Sie haben ja bereits bemerkt, dass ich Sie in diesem Buch sieze – Sie sind wahrscheinlich (und hoffentlich) schon älter als sechzehn, außerdem kennen Sie mich ja gar nicht. Ich folge also einfach mal den geltenden sozialen Normen und sieze, damit Sie mich nicht als distanzlos empfinden. Vielleicht wundern Sie sich deshalb über die Ansprache, die Sie in den Hypnosen dieses Buches vorfinden. Da duze ich Sie nämlich, was das Zeug hält. Auch in der Anrede ist Sprache nämlich wieder ein wichtiges Transportmittel: In Hypnosen wird fast immer geduzt. Das Unbewusste ist nämlich immer ein Kind – eine Ansprache über die Anrede, die wir von Eltern und auch heute noch von vertrauten Personen und informellen Anlässen gewohnt sind, erleichtert den Zugang zu sämtlichen Mentaltechniken. Dabei ist es bei medizinischen Hypnosen nicht notwendig, dass Arzt und Patient oder Hypnotiseur und Klient nun dicke Freunde werden und sich ab jetzt in der Stadt, mit Küsschen, Schulterklopfer und Vornamen begrüßen – bei einer sensibel geführten Hypnose werden Sie es wahrscheinlich nicht einmal merken, wie die Anrede irgendwann in der Hypnoseeinleitung zum vertrauten »Du« wechselt und kurz vor der Ausleitung wieder zum »Sie« zurückswitcht.

Aua! Geburtsschmerz – wieso?

Kann jede Frau eine schmerzlose Geburt haben? Leider nein. Gibt es Frauen, die mithilfe von Autogener Geburt absolute Schmerzfreiheit erreichen? Ja, viele!

Geburt tut unheimlich weh, das weiß schließlich jeder! Aber woher wissen Sie das wirklich so genau? Ich kann Ihnen jedenfalls mit Sicherheit sagen: Die normal verlaufende, entspannte Geburt einer gesunden Frau muss definitiv nicht mit Schmerzen verknüpft sein. Das weiß ich von vielen meiner Paare, die ich über die letzten Jahre in meinen Kursen begleiten durfte. Warum sollte eine Geburt denn eigentlich auch wehtun?

Wenn gerade keiner zuguckt, während Sie dieses Buch lesen, dann wedeln Sie jetzt einfach einmal kräftig mit Ihrem linken Arm. Haben Sie? Nein? Na, dann los! LOS, wedeln Sie! Arm hoch und kräftig wedeln oder meinetwegen winken. Super!

Schmerz ist Warn- oder Leitsignal. Na, und haben Sie etwas gespürt? Ihren Arm nehme ich mal an. Und auch die Bewegung der einzelnen Armmuskeln, mit denen Sie Ihren Arm zu Winken gebracht haben. Außerdem eventuell einen Luftzug auf dem Arm oder die leichte Reibung ihrer Kleidung, die sich ein wenig mit bewegt hat, während Sie den Arm gehoben haben. Sehr gut! Und tat ihnen etwas weh? Wenn Sie nicht gerade einen Tennisarm haben, nehme ich nicht an, dass das Wedeln und Winken Ihnen Schmerzen bereitet hat. Aber warum eigentlich nicht? Ganz einfach: Alle gesunden Körperfunktionen, wie das Bewegen Ihrer Gliedmaßen und ebenso die Geburt Ihres Kindes, sind so angelegt, dass sie schmerzfrei ablaufen können. Alles andere wäre von der Natur nicht besonders klug eingerichtet, denn Schmerz ist immer ein Warn- oder ein Leitsignal: Er ist nie überflüssig, sondern sinnvoll. Ohne Schmerz wären wir nicht lebensfähig.

Was ist eigentlich Schmerz?

Ist mit dem Körper alles in Ordnung, muss er kein Schmerzsignal senden. Die Geburt eines Kindes ist ein normaler und gesunder Vorgang, über viele Jahrmillionen etabliert und perfektioniert, und deshalb logischerweise zunächst einmal schmerzfrei. Eine normale Geburt bei Tieren in ihrem natürlichen Lebensraum ist übrigens genauso wenig mit Schmerzen verbunden. Juhu!!! Dann können Sie ja nun dieses Buch weglegen und stattdessen ein kleines Eimerchen Ben & Jerry's auf Ihrer wachsenden Kugel balancieren und eine schöne DVD einwerfen. Nein, leider, ganz so einfach ist auch wieder nicht. Denn wie ich bereits schrieb, ist der Schmerz nicht nur ein Warnsignal (»Du hast dich gerade geschnitten!«), sondern auch ein Leitsignal (»Finger PRONTO von der heißen Herdplatte!«)

Fokus und innerer Rückzug

Wann haben wir also während eines normalen Körpervorgangs wie der Geburt Schmerzen? Klar, wenn der Schmerz uns leiten soll. Wenn der Körper uns etwas mitteilen möchten. Es ist ziemlich wichtig für unser Überleben, dass es sofort wehtut, wenn wir uns nicht geburtsangemessen verhalten. Geburtsangemessen bedeutet in diesem Fall das, was unsere fellbekränzten, keulenschwingenden Ahninnen als geburtsangemessen in uns etablieren konnten: Unser innerer Fokus muss absolut auf uns selbst, auf das Kind und auf den Geburtsvorgang gerichtet sein. Bekommt man ein Kind einfach nur mal so zwischendurch, ist die Geburt sehr gefährlich. Was kann dem kleinen Neugeboren nicht alles passieren, erblickt es auf der Jagd oder überhaupt außerhalb des Unterschlupfes und abseits des heimischen Herdfeuers das Licht der Welt? Raubtiere, feindliche Stämme, Unterkühlung. Das ganze Programm an Scheußlichkeiten. Fokus und innerer Rückzug geht natürlich nur, wenn wir das subjektive Gefühl von absoluter Sicherheit haben.

Sicherheit = Dauerüberwachung in der Klinik?

Heißt das nicht zwangsläufig Dauerüberwachung in der Klinik? Jein. Falls Ihnen schon bei dem Gedanken daran, dass ein bis zehn Fremde um Sie herumstehen und Ihnen vielleicht diverse Hände und andere Gerätschaften in regelmäßigen Abständen in verschiedenste Körperöffnungen stecken, ein wohliger Schauer über den Rücken läuft, dann los: Eine Hochrisiko-Klinik mit allen Routineprozeduren, die es gratis meistens dazu gibt, ist dann die beste Wahl. Falls Ihnen allerdings schon mulmig zu Mute wird, wenn Sie ein Krankenhaus nur betreten, könnte Ihr inneres Steinzeit-Alter-Ego ihre Geburt ganz schön alt aussehen lassen. Das versteht sich nämlich ziemlich gut mit Ihrem Körper. Finden Sie also einen Ort – gute Klinik, Geburtshaus, eigene vier Wände – völlig egal. Hauptsache, Sie fühlen sich auf einer sehr tiefen Ebene absolut sicher aufgehoben. Denn das Sicherheitsempfinden der Frau ist zusammen mit einer 1:1-Hebammenbetreuung der wichtigste Faktor für eine risikoarme Geburt. Das bestätigt auch die derzeitige Studienlage. Es ist deshalb wie bei so vielen anderen Dingen auch, verschwendete Energie, den absolut besten Weg zum Gebären herausfinden zu wollen: Der beste Weg, genauso wie die schönste Geburt, kann immer nur der beste Weg für Sie sein und die schönste Geburt, die am entscheidenden Tag möglich war.

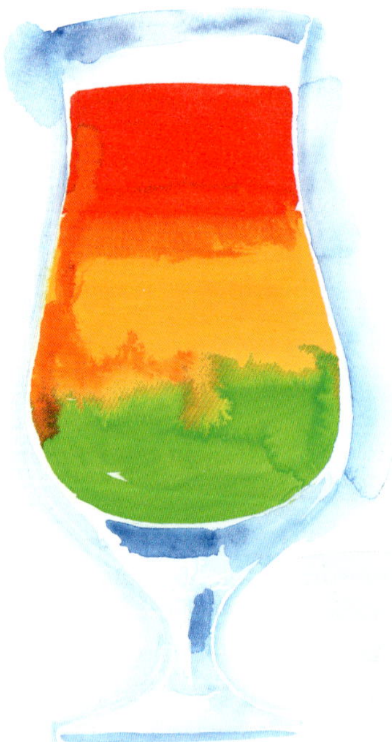

Wie Schmerz gemessen wird

Schmerz wird nicht etwa mit modernen bildgebenden Verfahren gemessen, sondern mit lustigen und weniger lustigen Gesichtern, die die Schmerzpatienten ankreuzen müssen. Breit lächelndes Smiley: keine Schmerzen. Fieses Zackenlinien-Smiley: schlimmste vorstellbare Schmerzen. Schmerz ist unmöglich zu quantifizieren, vorherzusagen und zu bestimmen – vor allem nicht von außenstehenden Beobachtern.

Geschüttelt, nicht gerührt: der Hormoncocktail

Der Hormoncocktail entsteht in einem sehr feinen Zusammenspiel unterschiedlicher Einflüsse und Botenstoffe und ist nie bei zwei Menschen völlig identisch. Ihr Körper agiert wie der perfekte Barkeeper und kredenzt Ihnen genau die Hormone in genau der Zusammensetzung, wie der Cocktail für Sie gerade sinnvoll ist. Das Liebeshormon Oxytocin

Eva Brossei 38, seit zehn Jahren freiberufliche Hebamme, zwei Kinder

Beeindruckende Hausgeburt

» *Autogene Geburt hat mir als Zweitgebärende in der Schwangerschaft sehr gut geholfen. Ich habe regelmäßig die Entspannungs-CD gehört und spürte, wie ich dabei jedes Mal schneller entspannen konnte. Am Ende der Schwangerschaft hatte ich durch den Kurs und den Wolkengarten eine effektive Methode gefunden, um mich auf die zweite Hausgeburt freuen zu können. Bei der Geburt selbst suchte ich meinen Kraftort (Seite 61) auf, um dort in den Wellenpausen auszuruhen. Dies funktionierte sehr gut und ich konnte mich dadurch erholen. So konnte mein fast 4 kg schweres Baby in Ruhe auf die Welt kommen.*

Auch als Hebamme habe ich ebenfalls eine unglaubliche Hausgeburt erleben dürfen. Die Schwangere hatte sich mit Autogener Geburt vorbereitet. Als die Wehen begannen, hörte sie ihre Musik, schloss die Augen und begab sich entspannt in die Wanne. Sie war so entspannt, dass ich als erfahrene Hebamme keinen Unterschied zwischen Welle und Wellenpause erkennen konnte, auch nicht kurz vor der Geburt des Kindes. Ihr Baby gebar sie dann ausatmend ins Wasser, und obwohl es ein sehr großes und schweres Kind war, trug sie keine Geburtsverletzungen davon! Ich war beeindruckt und erzähle heute noch anderen Frauen von dieser Geburt. «

verhilft Ihrer Gebärmutter zu gleichmäßigen und kräftigen Muskelbewegungen – bleiben Sie während dieser Bewegungen durch viele Wohlfühlhormone, die sogenannten Endorphine, tief entspannt, nehmen Sie die Tätigkeit Ihrer Gebärmutter häufig bloß als eine intensive, wellenförmige Muskelbewegung war. Aber auch das Adrenalin erfüllt eine wichtige Aufgabe. Dieses böse Stresshormon verhält sich zu den Wohlfühlhormonen wie Dr. No zu James Bond, Sauron zu Frodo, der Joker zu Batman. Eine Superheldin müssen Sie allerdings nicht sein, um das Adrenalin in Schach zu halten. Im Gegenteil: Superheldentum ist viel zu aufreibend.

Wenn zu viel Adrenalin im Spiel ist

Dem Adrenalin kommen Sie am besten bei, indem Sie sich entspannen. Das geht sehr gut und zuverlässig mit Mentaltechniken wie Autogenem Training und Hypnose. Adrenalin wird nämlich nur ausgeschüttet, wenn Ihr Körper Sie auf Krawall bürsten möchte. Weil er z. B. findet, dass helle Lichter ihm suggerieren: kein sicherer Platz, um ein Baby zu bekommen.

Oder weil da einfach zu viele fremde, also nicht gut einschätzbare Menschen mit im Raum stehen: Ebenfalls keine gute Idee hier ein Baby zu bekommen. Eine Überdosis Stresshormone macht Sie also vor allem kampf- und fluchtbereit. Die Geburt legt Ihr Körper dann erst mal auf Eis. Große Mengen Blut werden in Ihre Extremitäten gepumpt, logisch, denn wer fliehen muss, braucht ja in erster Linie die Beine und nicht die Gebärmutter. Außerdem kann man auf der Flucht überhaupt keine Geburt gebrauchen, sodass sich die Wellen häufig ganz verabschieden. Ein Geburtsstillstand ist die häufige und unnötige Folge.

PDA und Co. Ich werde häufig gefragt: »Ist es denn schlimm, wenn ich Lachgas oder eine PDA oder ein anderes Schmerzmittel einnehme?« Selbstverständlich ist das überhaupt nicht »schlimm« und wenn es für Sie sinnvolle Gründe dafür gibt, dann nur zu. Allerdings sollten Sie wissen, dass das natürliche Gleichgewicht und das Vermögen sich perfekt selbst zu regulieren durch jede Gabe von Medikamenten – sei es ein Wehentropf, seien es Schmerzmittel – aus dem Takt gebracht wird und sich in der Regel schwer selbst wieder einspielen kann. Es werden dann immer mehr Medikamente und häufig auch nachfolgende Eingriffe notwendig.

Ihr Hormoncocktail unter der Geburt

Das Liebeshormon: Oxytocin

- löst die wellenförmigen Muskelbewegungen der Gebärmutter aus
- hilft bei der Geburt der Plazenta
- hilft beim Stillen
- macht einfach glücklich

Die Wohlfühlhormone: Endorphine

- sorgen für natürliche Schmerzlinderung
- stimulierbar durch Massagen, Lachen, Liebe und Berührung
- effektiver durch Oxytocin

Die Stresshormone: Adrenalin & Co.

- beschleunigen den Herzschlag
- erhöhen die Atemfrequenz
- vermehrte Ausschüttung unter Stress, bei Angst oder unter hellem Licht
- verlangsamen das Geburtsgeschehen
- spielen eine wichtige Rolle kurz vor der Geburt

Der Weichmacher: Relaxin

- macht weich und geschmeidig
- wirkt besonders auf den Muttermund
- wirkt auf die Beckenverbindungen
- entfaltet erst mit natürlichem Wellenbeginn seine volle Wirkung
- ermöglicht Gewebedehnung, die weit über das normale Maß hinausgeht

Vertrauen Sie darauf, dass Ihr Körper für Sie ein wohldurchdachtes und sinnvolles Paket geschnürt hat, das nur in Ausnahmefällen eines äußeren Eingriffs bedarf.

Das Toiletten-Theorem

Sigmund Freud würde mir wahrscheinlich eine anal-expulsive Persönlichkeit unterstellen, wo ich doch so gern über menschliche Exkremente schreibe. Mein Buch »Pipi. Kacka.« (TRIAS, 2015) beweist das schließlich. Aber glauben Sie mir: Die Toilette können Sie tatsächlich wunderbar benutzen, um für Ihre Geburt zu üben, denn – ob Sie es glauben oder nicht – letztlich ist die Geburt wie der Gang zur Toilette ein ebensolcher Ausscheidungsprozess. Mit niedlicherem Ergebnis zugegebenermaßen. Aber nichtsdestotrotz eine Form der Ausscheidung. Und deshalb sind es auch ganz ähnliche Faktoren, die diese Prozesse beeinflussen.

Position

Beine rechtwinklig auf dem Boden aufstützen oder gar baumeln lassen? Ein Hämorrhoiden- und Verstopfungsgarant erster Güte. Viel schneller, schonender, kräftesparender und gesünder scheiden wir aus, wenn wir in der tiefen Hocke oder mindestens mit einem hohen Fußschemel unser Geschäft verrichten. Spannend, denn genau das Gleiche gilt für Ihre Geburt! Die tiefe Hocke, alternativ auch der Geburtshocker, begünstigt eine kraftsparende und leichte Geburt. Der Beckendurchmesser erweitert sich z. B. um mehrere Zentimeter gegenüber der liegenden Position. Denn das weibliche Becken ist kein starrer Knochenring, sondern besteht vielmehr aus insgesamt sieben unterschiedlichen Segmenten, die durch Sehnen und anderes stabilisierendes Gewebe miteinander verbunden sind. Diese Verbindungstellen werden durch das Hormon Relaxin besonders stark kurz vor der Geburt aufgeweicht, so dass das Becken in der tiefen Hocke optimalen Raum für das Baby schaffen kann. Aus Kulturen, wo regelmäßig in der tiefen Hocke gearbeitet und dann auch geboren wird, wissen wir, dass die Diagnose »Kopf-Becken-Missverhältnis« im Prinzip unbekannt ist.

Intimsphäre

Um einen erfolgreichen Toilettengang zu absolvieren, brauchen die meisten Menschen vor allem eins: Ruhe. Manche darüber hinaus auch noch eine vertraute Umgebung. Kennen Sie vielleicht auch von sich selbst oder nahen Verwandten: die Ferienverstopfung. Dauert im schlimmsten Fall an, bis man wieder zu Hause ist. Ruhe und vertraute Umgebung – wenn man beides nicht oder nicht in ausreichendem Maß während der Geburt bekommen kann, hilft Ihnen Selbsthypnose besonders gut. Auch wenn Sie rein körperlich in Kreißsaal C sind, hilft Ihnen Hypnose dabei, Ihrem Körper zu suggerieren: Ich bin an meinem Kraftort.

Anker

Anker (Seite 52) werden Sie noch genauer kennen lernen: Hier nur so viel: Sie können das Klogefühl sehr gut für sich ausnutzen. Vielen Frauen hilft es nämlich ungemein, sich während der Geburt auf die Toilette zu setzen. Nicht unbedingt, weil sie tatsächlich mal müssen, aber weil die Toilettensituation so tief und so fest mit Intimsphäre, Ruhe und Loslassen verbunden ist, dass sich der gesamte Beckenbereich von ganz allein lockert und dem Kind dabei hilft, geboren zu werden. Mein Tipp: Stagniert Ihre Geburt aus irgendeinem Grund, ziehen Sie sich einfach für eine Weile auf die Toilette zurück – oft hilft diese Strategie besser als ein Wehentropf.

Großes Geschäft auf Kommando?

Stellen Sie sich nur einmal vor, Sie werden morgens zum Arzt bestellt. Man fragt Sie, ob Sie denn heute schon Stuhlgang gehabt hätten. Sie verneinen dies, man runzelt die Stirn und erklärt Ihnen, dass ein Tag ohne Stuhlgang bei einem erwachsenen Menschen zwar noch nicht besorgniserregend sei, aber in jedem Fall sollten Sie zur Beobachtung hier bleiben. (Leider gehören Sie zu den Menschen, die bei einem Umgebungswechsel locker mal einige Tage lang kein Würstchen machen.) Sie bleiben also da, mehrmals am Tag wird eine anale Untersuchung bei Ihnen durchgeführt, um zu schauen, ob sich schon etwas tut. Nein, leider auch am zweiten Tag keine Wurst in Sicht, deshalb werden Sie jetzt auf dem Rücken liegend mit nacktem Unterkörper in einen hell ausgeleuchteten Saal gefahren. Mehrere Personen stehen um Sie herum und Sie werden zum Pressen aufgefordert. Außer Hämorrhoiden bringt das allerdings nichts und schließlich werden Sie durch einen großen Schluck Rizinusöl vor dem vermeintlich drohenden Darmverschluss gerettet.

Was ist hier falsch gelaufen? Was hätte besser sein können? Wie Ihr großes Geschäft eine individuell unterschiedliche Verweildauer im Darm hat, hat auch ihr Baby in einem gewissen Rahmen eine unterschiedliche Reifungszeit in Ihrer Gebärmutter. Versucht man also vorher die Geburt einzuleiten, weil eine vermeintliche Terminüberschreitung vorliegt, endet die Geburt häufiger mit Interventionen. Mein Tipp: Suchen Sie sich ein Krankenhaus, das erst bei 14 Tagen über dem errechneten Termin eine Einleitung empfiehlt. Es wird in aller Regel auch die Klinik mit den besten Geburtsergebnissen sein. In einigen Kliniken ist es sogar möglich vom 14. bis zum 21. Tag nach dem errechneten Termin noch engmaschig stationär überwacht zu werden, bevor die Geburt eingeleitet wird. Ach ja, und entspannen Sie sich. Am besten mit wenigen Zuschauern hinter verschlossenen Türen.

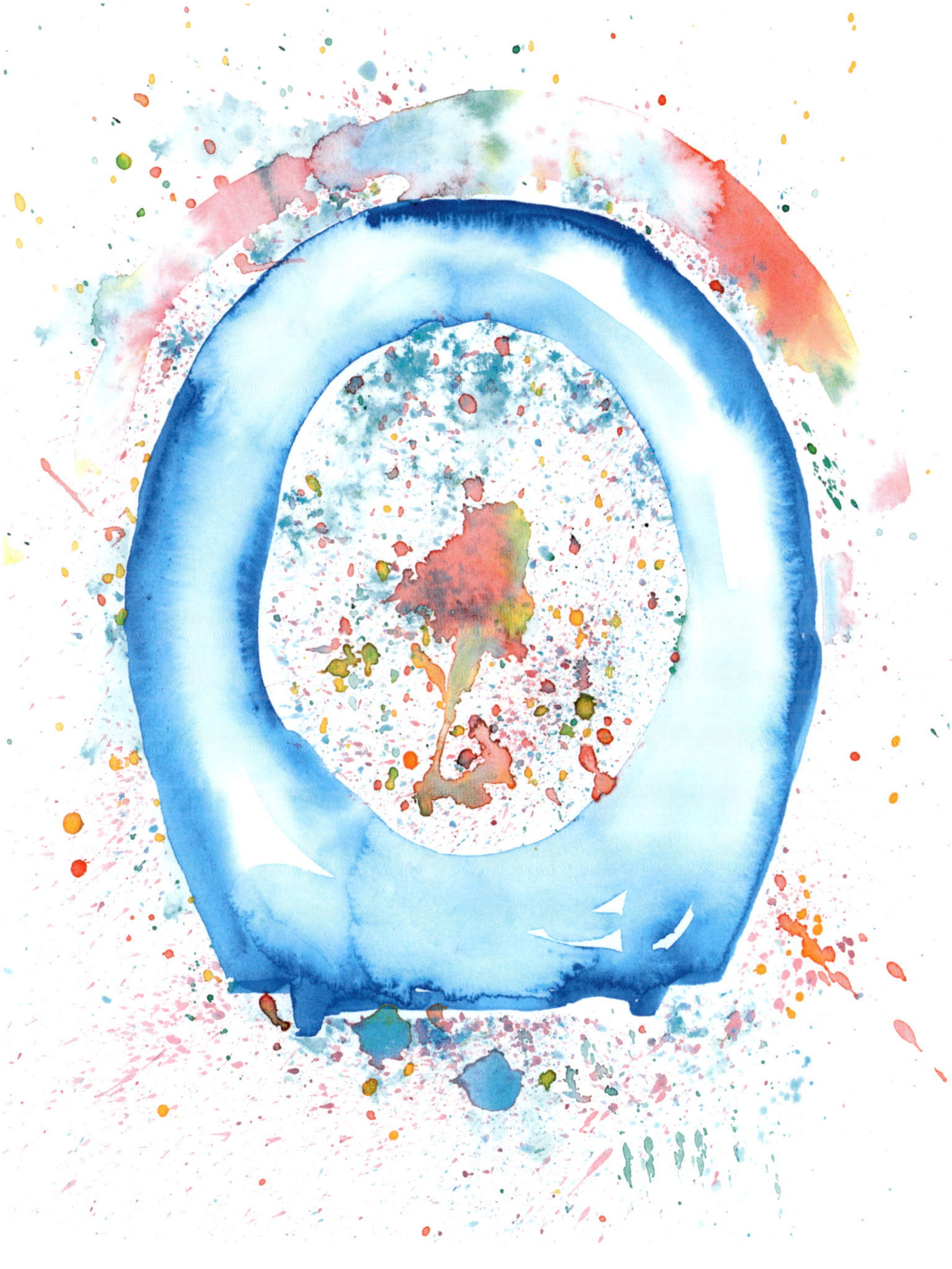

Muskelarbeit im »Rollkragenpulli-Prinzip«

Die Gebärmutter bietet unserem Baby fast zehn Monate lang ein gemütliches und sicheres Zuhause. Später hilft sie ihm, das Licht der Welt zu erblicken. Die Wellen sind nichts weiter als Muskelbewegungen.

Die Muskelbewegungen der Gebärmutter öffnen erst den Muttermund und helfen dann dem Baby beim sanften Abstieg. Aber wie funktioniert das eigentlich genau mit der Öffnung des Muttermundes?

Stellen Sie sich dazu einfach vor, wie Sie einen Rollkragenpullover über den Kopf ziehen. Am besten mit dem Kopf nach unten, dann haben Sie ein ziemlich genaues Bild. Denn so wie der Rollkragenpullover sich weitet, während er über Ihren Kopf gleitet, so weitet sich auch der Muttermund, um dem Baby Platz zum Durchtreten zu geben. Vielleicht haben Sie auch schon davon gehört, dass der Gebärmutterhals, also die Engstelle zwischen Scheide und Gebärmutter, sich vor der Geburt verkürzt. Genau wie beim Rollkragenpulli weicht der Gebärmutterhals auseinander und wird dabei automatisch kürzer. Heißt: nicht völlig automatisch – denn um kürzer zu werden, muss sich der Gebärmutterhals nach dem Pulli-Prinzip von der kräftigen Längsmuskulatur der Gebärmutter hochkrempeln lassen. Diese Längsmuskulatur arbeitet in regelmäßigen, wellenförmigen Bewegungen. Ist die Frau angstfrei, entspannt und hat sie ihren natürlich Geburtstermin erreicht, sind Gebärmutterhals und Muttermund butterweich und bereit dazu, sich sanft mit jeder Welle von den längsgerichteten Muskelfasern öffnen zu lassen.

Verkrampfung führt zu Schmerzen

Bis auf die Geburt darf sich der Muttermund allerdings niemals annähernd so weit öffnen. Zu anfällig wäre dann die Gebärmutter für das Eindringen von Keimen, und ein Baby könnte in einer nach unten offenen Gebärmutter nicht wachsen und gedeihen. Der Muttermund ist also für sich ebenfalls aus Muskelfasern gemacht – ein fester Muskelring, der das Baby sicher schützt. Fühlt sich die Frau nicht wohl,

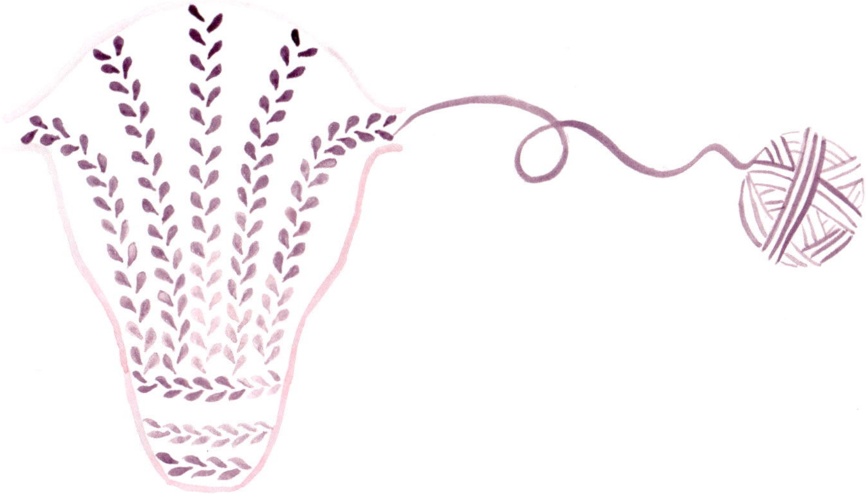

sorgt ihr Muttermund gut für sie: Er bleibt steif und fest, rührt sich nicht oder nur schwer, wenn die oberen Muskeln an ihm ziehen und zerren. In diesem Moment entstehen Schmerzen und diese Schmerzen bilden häufig den Beginn eines Teufelskreises: Mit jeder neuen Welle, bekommt die Frau mehr Angst vor den Schmerzen, verkrampft sich immer mehr; der Muttermund wird immer fester, die Schmerzen steigern sich und eine Abwärtsspirale aus Angst, Verkrampfung und Schmerz beginnt.

Falls Sie während der Geburt aus welchen Gründen auch immer mit Schmerzen zu kämpfen haben, machen Sie sich immer wieder zwei Dinge bewusst:

- Geburtsschmerzen steigern sich nicht unbedingt mit der Zeit – oft wird eine frühe Phase der Geburt als sehr schmerzhaft empfunden eine späte dann aber gar nicht mehr.
- Sie können jederzeit wieder zurück in Ihre Entspannung finden: Es gibt nie ein »zu spät«.

Entspannungsmethoden einsetzen: Nicht immer kann man alle Stressfaktoren sicher erkennen und ausschalten, aber Selbsthypnose, Entspannungstechniken und eine sorgfältige Wahl von Geburtsort und Geburtsbegleitern lassen die Geburt in der Regel zu einer positiven Erfahrung werden. Auch bei unangenehmen Empfindungen stellt sich kein Gefühl des Ausgeliefertseins ein, denn nun kennen Sie die Mechanismen, die zu den Schmerzen führen, und können Ihnen angenehme Entspannungsmethoden einsetzen, um Missempfindungen gezielt zu begegnen.

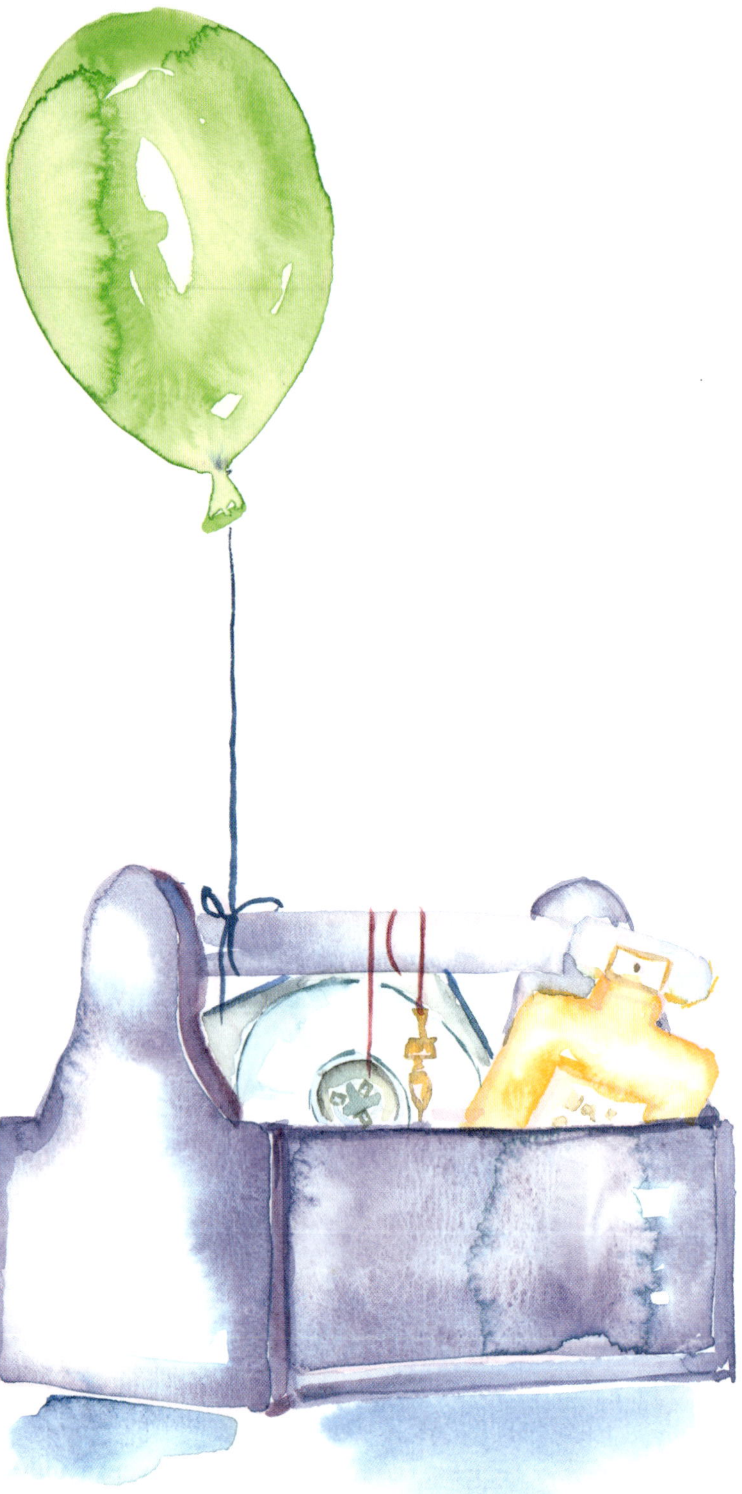

Ihr Werkzeugkasten für eine gute Geburt

Sie werden auf den folgen Seiten und auf der beiliegenden CD Werkzeuge kennenlernen, um sich selbst jederzeit sicher in eine tiefe Entspannung gleiten zu lassen.

Hecheln war gestern: Atemtechniken

Atmen können Sie bereits – natürlich, denn sonst könnten Sie ja gar nicht leben. Und denken Sie daran, wie schön und befreiend ein tiefer Atemzug sein kann.

Zeit zum Durchatmen finden. Sich entspannen. Genießen. Atmen heißt positive Gefühle wecken. Und positive Gefühle benötigen Sie für eine gute und entspannte Geburt. Vielleicht kennen Sie aus Filmen, Erzählungen oder sogar aus eigener Erfahrung das sogenannte »Hecheln«. Oft wird sogar die komplette konventionelle Geburtsvorbereitung im Volksmund als »Hechelkurs« bezeichnet. Dieses kurze, stimmlose und stoßweise Atmen soll den Pressdrang unterdrücken helfen, wenn der Muttermund noch nicht weit genug geöffnet ist. Diese Sichtweise von Geburt spiegelt nicht unser Bild einer Autogenen Geburt wider. Der Körper der gesunden Frau ist perfekt darauf abgestimmt, zu gebären, und sie benötigt keine Anleitung zum Mitschieben oder gar Pressen, falls die Geburt normal und unauffällig verläuft und Mutter und Kind gesund sind.

Farbatmung

Die erste Atemtechnik, die Sie bei und in Vorbereitung Ihrer Autogenen Geburt nutzen können, ist die Farbatmung. (Warum sie so heißt, erfahren Sie gegen Ende des Abschnitts.) Und ich habe tolle Nachrichten für Sie: Das Prinzip der Farbatmung beherrschen Sie bereits perfekt! Schließlich ist es genau der Atemrhythmus, den Sie ganz intuitiv annehmen, wenn Sie in einer entspannten Ruhesituation sind, im Schlaf z. B. oder bei einer schönen Massage. Sie atmen dabei ruhig ein und etwa doppelt so lange aus. Um sich einen leichten Einstieg zu verschaffen, zählen Sie zu Beginn der Übung etwa im Sekundentakt mit:

Einatmen: 1 – 2 – 3 – 4

Ausatmen: 1 – 2 – 3 – 4 – 5 – 6 – 7 – 8

Es ist gut und richtig, wenn am Anfang die Atemzüge noch eher gleich lang sind. Ihre Atmung wird sich erst mit zunehmender Entspannung immer mehr an das ruhige Einatmen und etwa doppelt so lange Ausatmen anpassen. Geben Sie sich Zeit und vor allem: Halten Sie auf keinen Fall die Luft an, wenn Sie eine bestimmte Zahl noch nicht erreichen. Atmen Sie nach Gefühl und in Ihrer eigenen Geschwindigkeit, bis Sie einen angenehmen Rhythmus und eine angenehme Ruhe etablieren konnten. Leichter wird es am Anfang, wenn Sie durch die Nase atmen und beim ersten Einatmen Ihr rechtes Nasenloch zuhalten und durch das linke einatmen, dann halten Sie zum Ausatmen das linke zu und atmen durch das rechte aus. Halten Sie sich für einen Pausenmoment beide Nasenlöcher zu und bauen Sie ganz kurz leichten Druck gegen die Nasenlöcher auf, als ob Sie im Flugzeug einen Druckausgleich gegen Ohrensausen durchführen wollten. Dann beginnen Sie wieder von vorn: Diesmal atmen Sie zuerst durch das rechte Nasenloch ein, schließen wieder kurz beide und atmen durch das linke aus. Wieder Druck aufbauen und von vorn beginnen. Bedenken Sie: Die Zahlen dienen nur als Orientierungshilfe, um Ihnen einen besseren Überblick zu geben, ob Ihre Atmung bereits ruhiger und entspannter ist als zu Beginn der Übung.

Wenn Sie nun also ruhig geworden sind, und lange ruhige Ein- und Ausatemzüge erreichen, dann konzentrieren Sie sich nur noch darauf, wie Ihr Atem entspannt, locker und ruhig durch Ihre Nase in Ihren Körper strömt und auch wieder hinaus. Sie benötigen das Zuhalten der Nase nicht mehr, wenn Sie in die Technik hineingefunden haben.

Nun folgt die Visualisierung: Bei jedem Einatmen atmen Sie pure Entspannung ein und bei jedem Ausatmen verteilen Sie die Entspannung gleichmäßig. Stellen Sie sich vor, dass die Entspannung, die Sie einatmen, Ihre Lieblingsfarbe hat. Alternativ können Sie natürlich auch mit einem schönen Geruch arbeiten, den Sie ganz bewusst tief einatmen. Diese Farbe oder diesen Duft lassen Sie bei jedem Ausatmen in jeden Winkel Ihres Körpers laufen. Die Farbatmung ist von der Wechselatmung »Anuloma Viloma« aus dem klassischen Yoga inspiriert.

Wellenatmung

Die Wellenatmung ist eine sehr effektive Atmung, um mit schlafwandlerischer Sicherheit mit den Geburtswellen zu surfen, statt sich gegen die Wellen aufzubäumen. Ein Aufbäumen hätte ja auch keinen Sinn, denn die Geburtswellen sind Freunde, die dem Baby auf seinem Weg nach draußen helfend zur Seite stehen. Der Wellenatmung liegt allerdings im Gegensatz zur Farbatmung ein Rhythmus zugrunde, der selten automatisch zustande kommt, sondern trainiert werden muss.

Die Belohnung für fleißiges Üben ist groß

Die Belohnung ist eine sanfte und entspannte Geburt, bei der man jede Welle freudig willkommen heißt, statt in eine Abwehrhaltung zu gehen, die wiederum in den Anspannung-Angst-Schmerz-Kreislauf hineinführen kann. Das Grundprinzip ist einfach: langes und langsames Ein- und Ausatmen. Die eigentliche Hürde: Beide Atemzüge sind gleich lang. Während wir aus unserem Alltagsleben gleichlanges Ein- und Ausatmen vor allem von körperlichen Anstrengungen wie Jogging kennen, ist die Wellenatmung Einstieg in und Ausdruck von völliger innerer Ruhe und Konzentration. Versuchen Sie nun einfach probeweise durch die Nase einzuatmen und dabei langsam bis zehn zu zählen, auszuatmen und wieder zurückzuzählen.

Einatmen:
1 – 2 – 3 – 4 – 5 – 6 – 7 – 8 – 9 – 10

Ausatmen:
10 – 9 – 8 – 7 – 6 – 5 – 4 – 3 – 2 – 1

Das ist sehr schwer und spätestens nach zwei Atemzyklen haben Sie wahrscheinlich das Bedürfnis, nun mal wieder »richtig« zu atmen. An diesem Warnsignal erkennen Sie, dass die Zahl zu hoch war und Sie noch nicht völlig gleichmäßig geatmet haben. Eine harmonisch ausgeführte Wellenatmung können Sie über Stunden beibehalten – Ihr Körper und Ihr Baby werden perfekt und völlig ohne die Gefahr des Hyperventilierens mit Sauerstoff versorgt.

Das Atmen durch die Nase hilft Ihnen bei der Dosierung Ihrer Atemluft. Sie laufen weniger Gefahr, große Mengen Luft hinunterzuschlingen, sondern können den Luftstrom länger ausdehnen.

Stimmritze verengen

Verengen Sie als zusätzliche Hilfe für einen sanften, aber gleichmäßigen Atemstrom Ihre Stimmritze. Indem Sie die Stimmritze verengen, entsteht eine schmaler Spalt, durch den Sie mit einem sanften Schleifgeräusch, das für Außenstehende nicht oder kaum hörbar ist, den Atem kontrolliert fließen lassen. Aber wie verengt man seine Stimmritze? Das ist einfach: Sprechen Sie zunächst ganz normal mit offenem Mund ein Schnarchgeräusch möglichst weit hinten im Rachen. Es ist ein leicht schleifendes Geräusch, wie wenn man eben ein leichtes Schnarchen nachahmt. Oder hauchen Sie mit geschlossenem Mund den Buchstaben »H«.

Nun schließen Sie den Mund und versuchen an der gleichen Stelle einen Ton zu erzeugen. Dieser Ton ist wahrscheinlich feiner und leiser, und das sollte er auch sein. Mit steigender Übung werden Sie lernen, Ihre Stimmritze zu verengen, ohne dass eine größere Geräuschentwicklung dabei entsteht, die für andere hörbar ist. Nun sind Sie sehr gut vorbereitet, um in die Wellenatmung zu starten, die ganz zart ist.

Bringen Sie sich mit der Farbatmung selbst in eine leichte und angenehme Entspannung. Ausgehend von einem ruhigen Atemrhythmus verengen Sie Ihre Stimmritze und atmen langsam ein – 2 – 3 – 4 und aus – 3 – 2 – 1 und ein – 2 – 3 – 4 und aus – 3 – 2 – 1, ein – 2 – 3 – 4 und aus – 3 – 2 – 1.

Tief in den Bauch atmen: Haben Sie 3-mal bis zur Vier geatmet, nehmen Sie eine Zahl dazu und atmen nun bis fünf und wieder zurück: ein – 2 – 3 – 4 – 5 und aus – 4 – 3 – 2 – 1. Ebenfalls 3-mal. Gehen Sie nur so hoch, wie es für Ihren Atemrhythmus angenehm bleibt. Sie werden sehen, bald schon wird zehn oder noch viel höher keine Schwierigkeit für

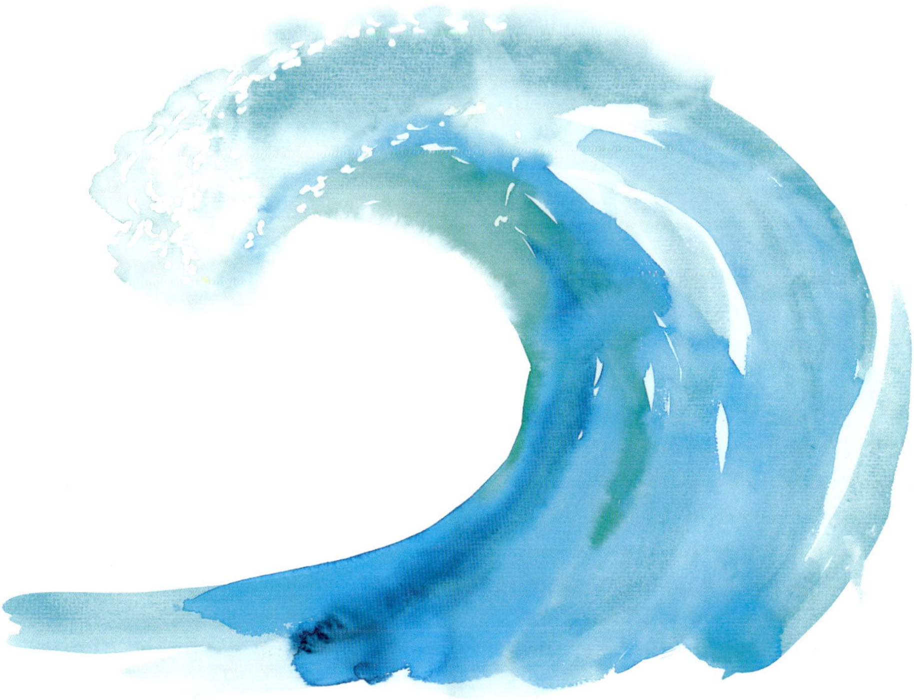

Sie mehr darstellen. Die hohe Konzentration, die bei der Wellenatmung nötig ist, hilft bei der Aufmerksamkeitsverschiebung, die Grundlage jeder hypnotischen Trance ist. Begleiten Sie die Atmung mit einer Visualisierung, die Ihnen gleichzeitig dabei hilft, tief in den Bauch zu atmen und so Ihre Geburtswellen optimal zu unterstützen und immer genau die richtige Menge Sauerstoff zu Ihrem Baby zu transportieren. Bei jeder Visualisierung, die Sie selbst natürlich auch Ihren individuellen Vorstellungen und Bedürfnissen anpassen dürfen, ist eines wichtig: Atmen Sie immer zum Baby, tief in den Bauch hinein!

Möglichkeit 1: Stellen Sie sich Ihr Baby vor, das wie eine kleine warme Sonne in Ihrem Bauch scheint. Die Sonne sendet entspannende Strahlen in alle Richtungen aus, wie einen Strahlenkranz. Die Strahlen scheinen weit über Ihre physischen Körpergrenzen hinaus.

Möglichkeit 2: Stellen Sie sich vor, wie die Gebärmutter, die Ihr Baby beschützt und ihm hilft geboren zu werden, sich mit jeder Welle weit ausdehnt wie eine Seifenblase oder ein Luftballon. Mit ansteigender Welle lassen Sie die schillernde Seifenblase größer werden und höher steigen. So hoch, dass Sie in Ihrer Vorstellung bis an oder über Ihren Bauch steigt. Wählen Sie den Luftballon und stellen Sie sich den Ballon in Ihrer Lieblingsfarbe vor. Wie bei einem realen Ballon wird die Farbe heller und durchscheinender, je größer der Ballon mit ansteigender Welle aufgepustet wird, und der Ballon wird wieder dunkler, wenn er mit abebbender Welle wieder etwas zusammenschrumpft.

Möglichkeit 3: Wählen Sie einen Kraftsatz aus und sprechen Sie Ihn im Geiste mit. Beispielsweise: Einatmen: »Ich öffne mich zart, langsam und sicher…« Ausatmen: »…wie die Blüte einer schönen Blume.«

Die Wellenatmung kombiniert mit Visualisierungen erlaubt besonders effektive Geburtswellen, die den Geburtsverlauf verkürzen und insgesamt die körperliche und seelische Verfassung von Mutter und Kind begünstigen. Wichtig ist, dass Sie regelmäßig, am besten täglich einige Minuten lang, die Wellenatmung üben. Die Wellenatmung basiert auf der Stimmritzenatmung »Ujjayi« aus dem klassischen Yoga.

Kronenatmung

Die Kronenatmung können Sie nicht nur während der Geburt nutzen, sondern vor allem dazu, jederzeit bestimmte körperliche Schmerzen abzuschalten. Ich wünsche Ihnen natürlich uneingeschränkt und aus vollem Herzen eine sehr entspannte Schwangerschaft, aber falls Sie doch mal unter einem kleineren Zipperlein laborieren sollten, den Einstich einer Spritze fürchten oder eine zahnärztliche Behandlung ansteht, bieten Ihnen diese sonst unerwünschten Anlässe die perfekte Gelegenheit, die Kronenatmung auszuprobieren. Ich sage absichtlich »ausprobieren« und nicht »üben«. Zu Üben haben Sie ja schon genug und die Kronenatmung funktioniert wirklich bei jedem – Abweichungen bestehen nur in der Zeit, die Sie benötigen, um ein Ergebnis herbeizuführen. Klar sollte auch sein, dass ein so potentes Mittel wie Hypnose nicht dauerhaft und ohne ärztlichen oder therapeutischen Rat dazu genutzt werden sollte, Schmerzen abzuschalten. Sie erinnern sich: Schmerzen sind Warn- und Leitsignale, die in aller Regel einen Sinn haben. Deshalb: Wenn Sie Schmerzen haben, suchen zunächst Sie nach ursächlicher Hilfe und lassen sich professionell zu Therapiemöglichkeiten beraten.

Beim Zahnarzt: Nehmen wir als Beispiel ruhig eine zahnärztliche Behandlung. Dabei kann man, was die Schmerzabschaltung betrifft, nicht viel falsch machen, denn ein Schmerz beim Bohren wird sonst durch eine Betäubungsspritze ausgehebelt – der Zahnarzt sollte also in aller Regel nichts dagegen haben, wenn Sie es stattdessen hypnotisch versuchen. Allenfalls kann ein Risiko darin begründet sein, dass der Arzt nicht wirklich mit der Effektivität von Hypnose vertraut ist und davon ausgeht, dass Sie sich schon beschweren werden, wenn es wirklich unangenehm wird. Machen Sie also vorher deutlich, dass mit hoher Wahrscheinlichkeit eine komplette Schmerzabschaltung und nicht nur eine Schmerzerleichterung zu erwarten ist, damit der Arzt sich entsprechend darauf einstellen kann.

Wie die Kronenatmung funktioniert

Aber wie funktioniert diese Wunderatmung denn nun, die man nicht wirklich üben muss und mit der man Schmerzen abstellen kann? Auch für die Kronenatmung bietet die Farbatmung (Seite 44) den perfekten Einstieg. Wenn Sie in einem ersten angenehm entspannten Zustand angekommen sind, holen Sie tief Atem durch die Nase und füllen Ihre Lungen voller Luft. Während dieses tiefen Atemzuges lenken Sie all Ihre Aufmerksamkeit auf Ihre »Krone« – Ihre Schädelplatte, also den Teil Ihres Kopfes, der von einer großen Krone bedeckt würde, wenn Sie eine Königin wären. Und wie eine Königin, besser wie eine Kaiserin, sollten Sie während der Geburt in jedem Fall behandelt werden, sonst stimmt etwas nicht mit Ihren Begleitern.

Vollklingende Vokale

Atmen Sie durch den Mund aus und wählen Sie einen schönen, vollklingenden Vokal. Beim Zahnarzt empfehle ich ein vergleichsweise schüchternes »Haaa« oder nur ein leises Hauchen. Während der Geburt haben sich vollklingende Vokale bewährt: »Uuuuuu«, »Oooooo« und »Aaaaa« sind die Top-drei. Einige Frauen bevorzugen kurze Wörter oder Buchstabenkombinationen, die sich in die Länge ziehen lassen: »Auf« und »Ja« beispielsweise.

Während Sie ausatmen, lenken Sie Ihre ganze Aufmerksamkeit, Ihre Konzentration, Ihren Fokus auf Ihren Bauchnabel. Sie brauchen in dieser Übung nicht zu zählen Vertrauen Sie einfach ganz auf Ihr Gefühl. Entscheidend ist nur, dass Sie langsam und tief atmen und mit jedem Wechsel vom Einatmen zum Ausatmen und vom Ausatmen zum Einatmen immer wieder Ihren Fokus wechseln. Krone – Nabel – Krone – Nabel – Krone – Nabel. Bei der Geburt atmen Sie Krone – Baby – Krone – Baby und lassen vor Ihrem inneren Auge das Ausatmen weich vom Baby Ihren Geburtskanal hinabziehen. Lassen Sie zu, dass Ruhe, Entspannung und Sicherheit in Sie einkehren.

Es werden sich immer wieder Gedanken aufdrängen, Sie hören Geräusche, haben bestimmte Bilder vor Augen, fühlen etwas oder nehmen etwas anderes wahr. Beurteilen Sie dabei Ihre Gedanken und Gefühle nicht.

Auf alles, was Sie während dieser Übung denken und spüren, reagieren Sie in einem Dreischritt:

- Beobachten Sie den Gedanken.
- Nehmen Sie ihn wahr.
- Lassen Sie in ziehen.

Völlige Zentriertheit

Nun haben wir viel über Schmerzabschaltung und Schmerzbekämpfung gesprochen. Machen Sie sich bereit für eine schlechte Nachricht: Eine hypnotische

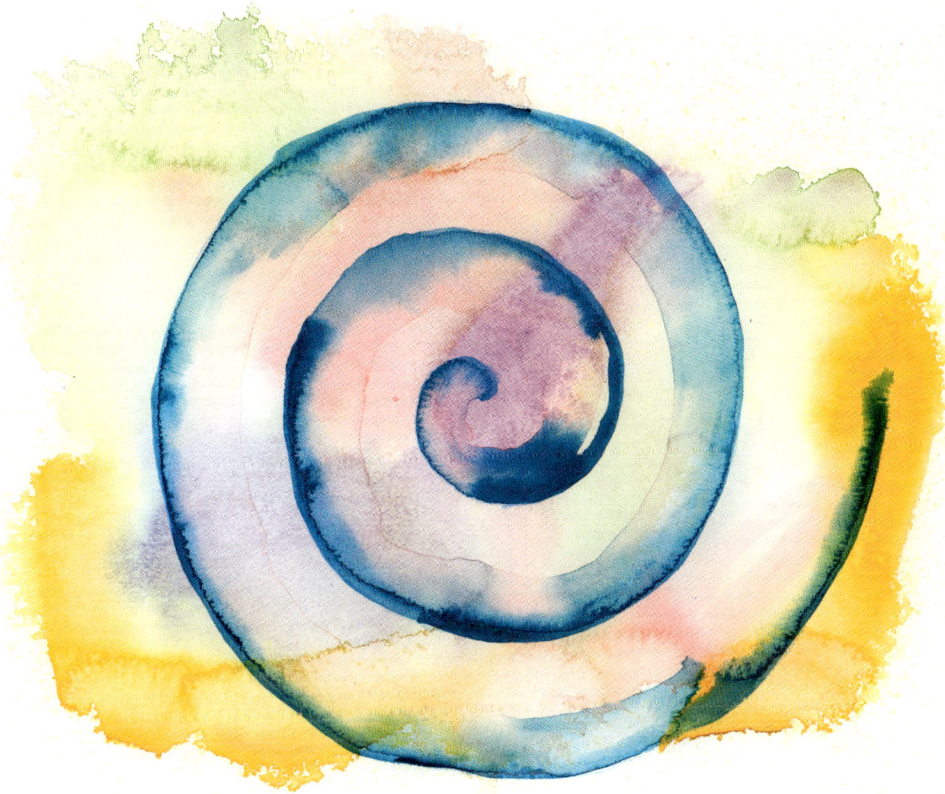

Abschaltung des Schmerzempfindens funktioniert bei bestimmten Schmerzen absolut nicht. Ich habe es bereits im ersten Buchteil kurz erwähnt: Leider gehört die Geburt dazu. Bei der Geburt geht es vielmehr darum, durch eine tiefe Entspannung und eine – je weiter die Geburt fortschreitet – immer größere Einkehr und Konzentration den Schmerz entweder gar nicht erst entstehen zu lassen oder positiv damit umzugehen. Dabei hilft die Kronenatmung ganz hervorragend, denn das Grundprinzip dieser Technik ist die Konzentration in ihrer eigentlichen Wortbedeutung: die völlige Zentriertheit. Die Kronenatmung ist deshalb während der Geburt noch viel leichter zu verwirklichen, weil der innere und äußere Rückzug bei einer entspannten, ungestörten Geburt der natürliche Körperzustand ist. Die Kronenatmung hilft noch zusätzlich dabei, diesen Zustand sicher zu erreichen und aufrechtzuerhalten. Die Kronenatmung ist von traditionellen hawaiianischen Atemtechniken inspiriert, die häufig als Piko-Piko bezeichnet werden. »Piko« ist ein hawaiianisches Wort und bedeutet Zentrum oder Nabel.

Tankstellen für Geburtsfreude

Einmal volltanken Super stressfrei, bitte! Ob ein Anker, der Sie erdet oder ein Kraftort, den Sie besuchen können – diese Hilfsmittel helfen dabei, zu entspannen.

Sie sitzen im Restaurant und schauen ungeduldig auf die Uhr: Ihre Kollegin ist schon zehn Minuten zu spät dran und wenn Sie die Unterlagen noch in Ruhe besprechen wollen, müssten Sie ... Plötzlich spielt das Radio, von dem Sie bis gerade eben kaum registriert hatten, dass es überhaupt läuft, ein Lied. Und nicht irgendein Lied. Es ist DAS Lied. DER Song, der den Soundtrack zu Ihrer ersten, ganz großen Liebe lieferte. In Sekundenbruchteilen ist alles wieder da. Während Kurt Cobain heiser und unverstanden »Albino« auf »Libido« reimt, halten Sie mit Alex Schmidt aus der 10 c Händchen und sind zum ersten Mal in Ihrem Leben richtig verknallt. Drei Wochen später eröffnet er Ihnen zu Kurts nihilistischem Gitarrengeschrubbe, dass es für Sie beide keine Zukunft gebe, schiebt sich die von Papa gemopste Schachtel Marlboro in den T-Shirt-Ärmel und düst mit Mofa und neuer Freundin in den Sonnenuntergang. Sie schließen sich für den Rest der Sommerferien in Ihrem Zimmer ein, hören »Nevermind« rauf und runter und sind der festen Überzeugung, dass Ihr Leben vorbei sei und Sie nie wieder jemanden so lieben könnten wie den Alex. Nie mehr.

Auf Knopfdruck entspannt: hypnotische Anker

Dort im Restaurant sitzt aber natürlich nicht ihr fünfzehnjähriges Ich – Sie stehen mitten im Leben, haben längst eine neue, bessere Version von Alex. (Den alten haben Sie vor ein paar Jahren noch mal zufällig getroffen und waren im Nachhinein ziemlich froh, dass der Sozius damals schnell anderweitig besetzt wurde). Das wissen Sie alles. Trotzdem katapultieren Sie schon die ersten Takte von *Smells Like Teen Spirit* gefühlsmäßig zurück in die 90er-Jahre. Sie wissen wieder genau, wie sich das anfühlte, damals. Dieses bittersüße, längst in Vergessenheit geratene Gefühl. Hach! Da betritt endlich Ihre Kollegin den Raum, Sie schütteln sich innerlich kurz, lächeln in sich hinein und widmen sich wieder der Arbeit. Und beschließen vielleicht nächstes Jahr wirklich mal zum Klassentreffen zu gehen.

Je stärker das Gefühl, desto fester der Anker

Dieses Lied war ein Anker. Ein Reiz, den Sie mit einem Gefühl verbunden haben. Je stärker das Gefühl, desto fester sitzt der Anker. Das Prinzip des Verankerns ist also beileibe nicht dem Bereich Hypnose vorbehalten: Sicher fallen Ihnen außer Verknüpfungen mit bestimmten Liedern noch viel mehr Dinge ein, die Sie erfolgreich verankert haben. Der Geschmack einer bestimmten Speise beispielsweise und, schwupps, sitzen Sie wieder unterm Weihnachtsbaum. Oder der Geruch eines Parfums, der Sie sofort wieder an einen ganz bestimmten Menschen erinnert.

Hypnose kann aber noch mehr: Sie kann auch ganz neue Anker setzen, beliebige Gefühle verankern und auch bereits vorhandene Anker nutzen und verstärken. Ich zeige Ihnen, wie das geht. Wählen Sie als Anker einen Reiz: ein Bild, einen Duft, eine Berührung, die in Ihnen bereits sehr, sehr angenehme Gefühle auslösen. Wenn Sie Ihren Anker schon mit positiven Empfindungen verknüpfen, wird er immer viel wirksamer sein, als wenn Sie einen Anker mit einem für Sie persönlich neutralen Reiz setzen.

Neue Anker setzen. Der Anker ist also bereits vorinstalliert und Sie können ihn sofort benutzen. Und Sie können den Anker auch noch weiter verstärken. Wählen Sie beispielsweise eine sanfte Berührung Ihres Partners – beliebt und bewährt ist der sogenannte »Schulteranker«: Ihr Partner legt Ihnen die Hand auf die Schulter. Mit dieser Geste verknüpfen Sie wahrscheinlich schon die Botschaft und das Gefühl: »Ich stehe hinter dir!«, »Ich bin bei dir!«, »Ich unterstütze dich!« Wunderbar – und nun können Sie den Schulteranker weiter aufladen. Bitten Sie Ihren Partner, Sie bis zur Geburt besonders genau zu beobachten, und immer, wenn Sie glücklich und entspannt wirken, bemüht er sich, Ihnen die Hand auf die Schulter zu legen. Diese Technik funktioniert wie ein Akku: Der Anker, in diesem Fall die Berührung der Schulter, die Ihnen ohnehin schon angenehm war, die Sie entspannt hat, verknüpfen Sie immer mehr und mehr mit guten Gefühlen. Auch Ihr Partner erhält durch die Aufgabe des Ankers eine eigene Verantwortung und kann Sie aktiv und positiv unterstützen.

Während der Geburt Anker abrufen

Während der Geburt können Sie den Anker jederzeit durch den Reiz, den Sie vorher installiert haben, abrufen. Besonders hilfreich ist z. B. der Duftanker bei einer Klinikgeburt. Häufig ist der Übertritt von zu Hause in die Klinik mit einer erhöhten Stresshormonausschüttung verbunden – einfach aufgrund des Ortswechsels. Besonders Erstgebärende fahren häufig viel zu früh in die Klinik. Das ist natürlich in Ordnung, denn am wichtigsten ist, dass Sie sich wohl und sicher fühlen, allerding gilt: Je früher im Geburtsprozess der Ortswechsel vollzogen wird, desto leichter gerät die Geburt ins Stocken. Beim Betreten eines Krankenhauses nehmen viele Menschen zuerst den typischen Krankenhausgeruch wahr, der häufig durch frühere Erfahrungen bereits negativ besetzt ist. Mit dem Lieblingsduft lässt sich an dieser Stelle hervorragend ein Halstuch oder ein Duftfläschchen präparieren: Das überdeckt nicht nur den Klinikgeruch, sondern funktioniert darüber hinaus auch als positiver Anker.

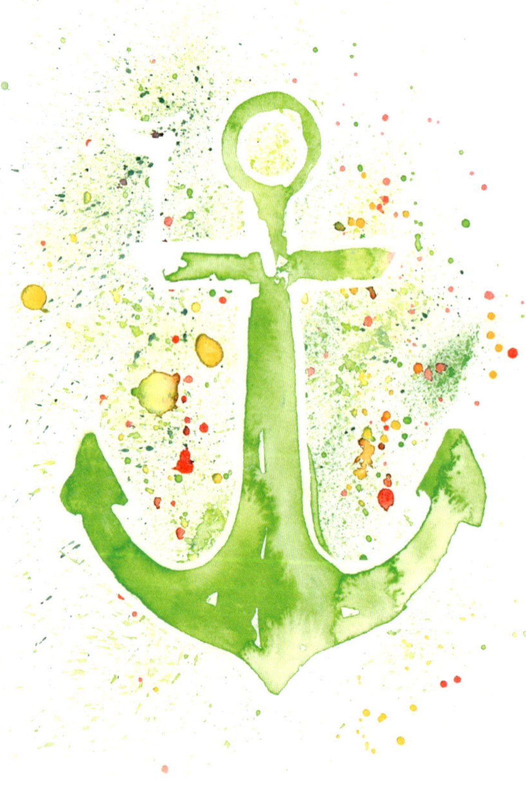

Die Haltestellen-Entspannung

Zum Entstressen zwischendurch und Reserven wieder auftanken dient die Haltestellenentspannung. So kurz und knapp, dass Sie überall durchführbar ist, sogar während Sie auf Bus und Bahn warten. Das Wort »Haltestelle« hat aber noch eine andere Bedeutung – Sie suchen sich Haltepunkte in Ihrem Körper, die Sie nach und nach über mehrere Atemzüge zunächst anspannen und dann tief entspannen. Durch die bewusste Anspannung und das anschließende bewusste Loslassen, das Hineinfühlen, worin sich die beiden Zustände unterscheiden, werden Sie mit der Zeit immer besser und immer schneller lernen sich zu entspannen.

Diese Übung hilft Ihnen, sich schnell und effektiv zu entspannen – eine Fähigkeit, die nicht nur während der Schwangerschaft und der Geburt großartig und unglaublich nützlich ist, sondern auch in Ihrem ganz normalen Alltagsleben. Wenn Sie also einmal neu erlernt haben, wie genau sich die Unterschiede zwischen Entspannung und Anspannung anfühlen und wie sie hervorgerufen werden, können Sie beim ersten Zeichen von Anspannung die Haltestellentechnik einsetzen. Reservieren Sie anfangs am besten zehn Minuten täglich, um die besten Ergebnisse zu erzielen, die Farbatmung (Seite 44) können Sie praktischerweise gleich mit einbauen. Sie ist Ihr treuer Begleiter in vielfältige Formen der Entspannung. Für den Anfang fällt Ihnen die Übung sicher am leichtesten, wenn Sie ungestört sein können, später werden Umgebungsgeräusche und Störfaktoren zunehmend gleichgültig und Sie können sich in Sekundenschnelle in die gewünschte Entspannung versetzen.

So funktioniert's

Wie bei allen anderen Übungen und natürlich auch für die Geburt selbst ist jede Position, in der Sie sich wohl und entspannt fühlen, aber nicht unbedingt liegen, ideal. Vielleicht möchten Sie in einem Sessel oder einem Lehnstuhl starten. Nutzen Sie die Farbatmung (Seite 44), um sich selbst in eine erste, angenehme Entspannung zu leiten. Dann beginnen Sie nacheinander mit dem Einatmen, verschiedene Muskeln Ihres Körpers anzuspannen, hineinzuspüren und beim Ausatmen wieder loszulassen. Beginnen Sie mit Ihrer Stirn. Lenken Sie den Fokus auf Ihren Stirnbereich und machen Sie sich bereit. Mit dem nächsten Einatmen kräuseln Sie nun die Stirn und ziehen dabei die Augenbrauen so hoch, wie Sie nur können. Alle Muskeln Ihrer Stirn sind angespannt und Sie nehmen ganz bewusst diese Anspannung wahr. Konzentrieren Sie sich nur auf diese Anspannung. Dann atmen Sie im zweiten Schritt aus und entspannen dabei Ihre Stirn und alle Muskeln, die eben noch angespannt waren. Lassen Sie alle Verkrampfung aus den Muskeln hinausfließen.

Atmen Sie langsam weiter: ein und aus. Und nehmen Sie sich eine Atemlänge Zeit, um sich für die nächsten Muskelgruppe in dieser Reihenfolge bereit zu machen:

- Stirn: Stirn runzeln und Augenbrauen hochziehen
- Augen: Lider fest zusammendrücken
- Mund: so weit öffnen, wie es die Kiefergelenke zulassen
- Nacken: Schultern hochziehen, dass Sie ganz oder beinahe die Ohre berühren
- Schulterblätter: nach hinten zur Wirbelsäule hin zusammenbringen

- Brust: während des Einatmens Brust nach vorn wölben
- Bauch: Bauch ganz leicht einziehen (hören Sie auf Ihren Körper, besonders in der Schwangerschaft)
- Rechter Arm: »Bodybuilderpose« machen (Faust ballen und Bizeps Richtung Oberarm bewegen
- Linker Arm: wiederholen
- Beckenbereich: Gesäß und Schambereich zusammenziehen
- rechtes Bein: Oberschenkel anspannen und Füße auf den Boden pressen
- linkes Bein: wiederholen

Während Sie nun alle Körperregionen von Kopf bis Fuß in Schritt 1 angespannt haben und in Schritt 2 gelockert, konnten Sie bewusst wahrnehmen und fühlen, wie die Muskeln locker und entspannt wurden und wie sich die genauen Unterschiede zwischen lockeren und entspannten Muskeln für Sie persönlich bemerkbar machen.

Unterstützung durch den Partner

Um die Muskelgruppen am Anfang nicht zu vergessen, können Sie sich von Ihrem Partner durch die Übung begleiten lassen oder Sie nehmen sich doch selbst ein kleines Skript mit der Sprachmemofunktion Ihres Handys auf. Machen Sie sich keine Gedanken, wenn sich die Übung in

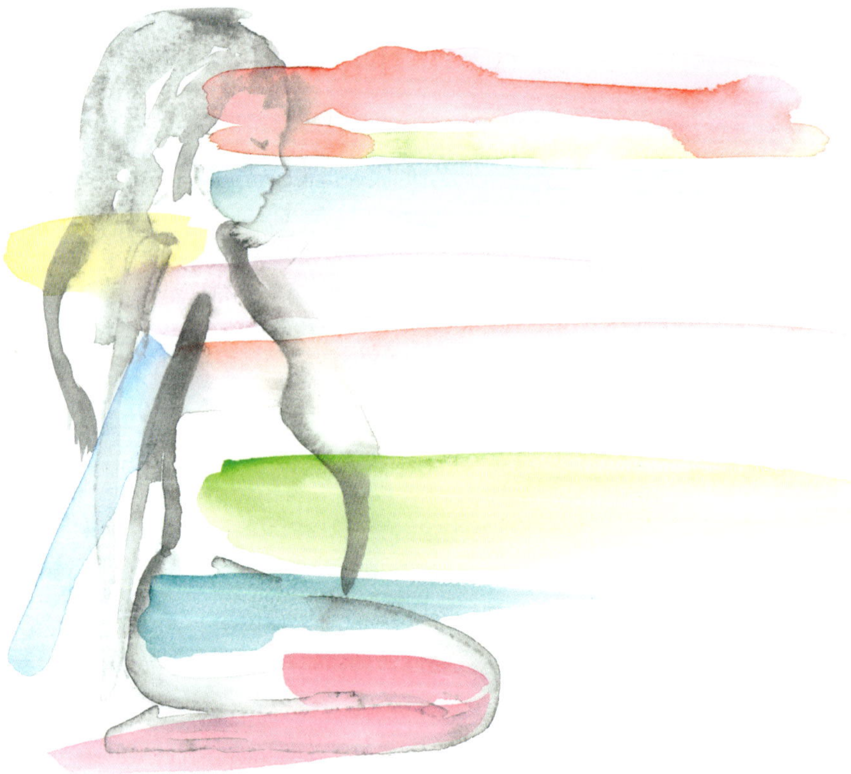

der ersten Zeit noch merkwürdig oder ungewohnt anfühlt. Mit der Zeit werden Sie die Haltestellen-Entspannung immer mehr genießen und schließlich werden Sie die einzelnen Muskelpartien gar nicht mehr anspannen müssen, um den Unterschied zu fühlen. Auch die Muskelgruppen können Sie auf vier Körperzonen reduzieren:

- Kopf- und Schulterbereich
- Brust, Rücken und Arme
- Beckenbereich
- Beine und Füße

Sie haben dann Ihrem Körper den Unterschied sicher beigebracht und können durch reines Hineinspüren, Stück für Stück von ruhiger, tiefer Bauchatmung begleitet, überall angenehme Entspannung herbeiführen.

Stellvertretermethode

Besonders während der Geburt empfinden viele Frauen es als hilfreich, die vier Zonen stellvertretend für den ganzen Körper nur im Kopf und Schulterbereich auszuführen. Eine alte Hebammenweisheit besagt, dass ein entspanntes Gesicht automatisch eine entspannte Geburt produziert. Der Ratschlag: »Sie müssen den Beckenbereich mehr entspannen!« kann viel leichter umgesetzt werden, wenn Sie diese »Stellvertretermethode« wählen. Ob nun tatsächlich Henne oder Ei zuerst da waren, darüber kann man vortrefflich streiten, aber probieren Sie doch mal in einer unbeobachteten Minute ihre Lippen und Kiefer ganz locker zu lassen, Ihr Mund steht dabei halb offen. Und richten Sie Ihre Aufmerksamkeit auf Ihren Beckenbereich – Sie spüren, wie er sich automatisch lockert!

Probieren Sie also im letzten Schritt, wenn Sie schon große Sicherheit in dieser Übung haben, auch die Stellvertreterzonen:

- Stirn
- Augen und Wangen
- Mund
- Hals und Schultern

Letztendlich kommt es also weder darauf an, ob und wie stark Sie die Muskeln anspannen, wie viele und welche Körperzonen Sie wählen oder wie viel Atemzüge Sie auf die Haltestellenentspannung verwenden. Beachten Sie nur folgende Punkte:

- Entspannen Sie immer von oben nach unten.
- Spüren Sie sehr aufmerksam in den Gegensatz angespannt/entspannt hinein.
- Atmen Sie in die gegensätzlichen Gefühle ein und aus.

Falls die Haltestellenentspannung Ihre Lieblingsübung wird, können Sie sie durch ständiges Üben so perfektionieren, dass Sie Ihren gesamten Körper in einem tiefen Ein- und Ausatemzug entspannen können, wenn Sie fleißig üben. Trauen Sie sich – Übung macht die Meisterin!

Arbeitsbogen: persönliche Anker-Inspirationen

Welcher Duft oder Geruch, welches Bild, welcher Gedanke oder welche Berührung lässt Sie lächeln, sich entspannen, sich wohl, sicher, geborgen, gut fühlen?

Sie können an dieser Stelle Bilder von Blumen einkleben, etwas notieren oder sogar einen Duft direkt auf diese Seite auftragen. Sammeln Sie hier Inspirationen für sich (und Ihren Partner):

Die Macht der inneren Bilder

Wie viel Macht innere Bilder haben, können Sie sehr leicht an sich selbst prüfen: Falten Sie Ihre Hände zusammen, als wollten Sie beten. Die Handteller berühren sich. Bringen Sie sich mithilfe der Farbatmung (Seite 44) in eine leichte Entspannung. Wenn Sie das Gefühl haben, Sie seien angenehm entspannt, strecken Sie beide Zeigefinger gerade und parallel nach vorne. Die Handteller berühren sich dabei weiterhin auf ganzer Fläche. Schließen Sie die Augen. Stellen Sie sich vor, in Ihren Fingerspitzen seien zwei kleine Magnete versteckt: Plus und Minus. Und diese Magnete sind sehr, sehr stark und ziehen sich gegenseitig an.

Visualisieren Sie die Magnete über mehrere langsame Atemzüge: Wie schwer sind sie? Wo genau sitzen Sie in Ihren Fingerspitzen? Welche Form haben sie? Welche Farben? Nun stellen Sie Sich vor, dass der eine Magnet sich dreht. Nun liegen sich zwei gleiche Pole gegenüber. Sie wissen ja, was mit zwei Magneten passiert, die sich mit gleichen Polen berühren – sie stoßen sich ab, und zwar sehr stark. Visualisieren Sie, wie die Magnete sich voneinander entfernen. Wie Sie sie die Finger nicht mehr zusammenhalten können. Zu stark ist die Abstoßung.

Der Körper reagiert auf jede Art von Vorstellung

Nehmen Sie sich für diese Übung ruhig etwas Zeit. Am besten, Ihr Partner gibt Ihnen die Anweisungen. Er kann auch zwischendurch Ihre Fingerspitzen kurz berühren, um die Magnete »hineinzulegen«, um einen »umzudrehen« und um sie wieder zu »entfernen«. Sie werden staunen, welchen großartigen Effekt diese Übung hat. Sie zeigt Ihnen, wie unglaublich Ihr Körper auf jede Art von Vorstellung re-

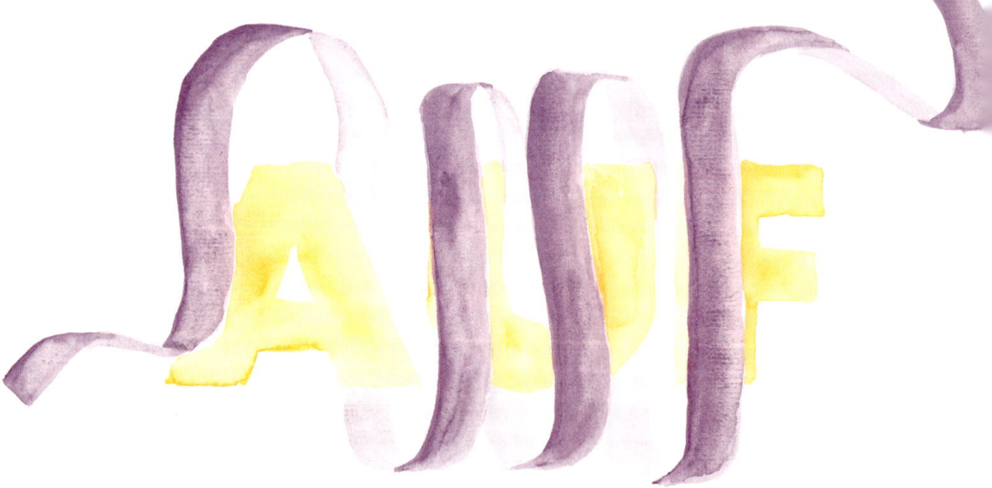

agiert! Im Bereich Erotik z.B. erscheint uns das ganz normal: Man stellt sich eine erotische Szene vor und die körperliche Reaktion erfolgt bei Männern sichtbar, bei Frauen meist weniger sichtbar auf dem Fuße. Oder haben Sie schon einmal an etwas Leckeres zu essen gedacht und Ihnen ist das Wasser im Mund zusammengelaufen? Gleiches Prinzip.

Und was nützt Ihnen das nun für Ihre Geburt? Ganz einfach: Besonders der Muttermund, aber auch alle anderen Körperteile, die am Geburtsprozess beteiligt sind, reagieren ganz ausgezeichnet auf Visualisierungen. Visualisieren Sie in starken, inneren Bildern Vektoren, also Richtungen wie Weiterwerden oder sanftes Hinabgleiten, die Ihnen bei Ihrer Geburt zugutekommen. Stellen Sie sich Ihren Muttermund wie die schöne Blüte Ihrer Lieblingsblume vor, die sich langsam öffnet. Einer der Kraftsätze lautet: »Ich werde weit.« Diese Vorstellung können Sie kombinieren mit dem Bild einer großen Höhle, eines weiten Meeres und einer weit ausladenden Baumkrone – je nachdem welches innere Bild Ihnen angenehm ist.

Der Kraftort

Auf den nachfolgenden Seiten finden Sie eine Übung für Ihren sog. Kraftort. Dazu liest eine Person, der Sie vertrauen und die Ihnen nahesteht, die folgenden Seiten vor. Das Vorlesen hilft Ihnen dabei, den Kraftort mindestens einmal sicher zu installieren. Sie können den Text aber auch mit Ihrem Smartphone oder einem Aufnahmegerät aufzeichnen und immer wieder anhören. Falls Sie an Ihrem Kraftort bestimmte Gegenstände oder Gerüche vorfinden, können Sie diese Dinge auch als Anker nutzen. Befindet sich Ihr Kraftort beispielsweise an einem Strand, können Sie ein Einmachglas mit Strandsand füllen und ihn während der Reise an Ihren Kraftort durch Ihre Finger rinnen lassen. Oder falls Ihr Kraftort das Wohnzimmer Ihrer Lieblings-Omi ist, die immer nach Eukalyptusbonbons gerochen hat, können Sie ein Fläschchen Eukalyptusöl besorgen und daran schnuppern oder tatsächlich ein Bonbon lutschen. Lassen Sie Ihrer Fantasie freien Lauf. Je persönlicher Ihre inneren Bilder, je vielfältiger Ihre Anker sind und je mehr Sie sich mit den Übungen beschäftigen, desto sicherer werden Sie alles unter der Geburt anrufen können.

Es handelt sich um eine sehr variable Übung und es gibt viele verschiedene Wege, wie Sie am schnellsten und sichersten an Ihren persönlichen Kraftort gelangen können. Mit etwas Übung benötigen Sie niemanden mehr, der Sie an Ihren Kraftort führt, sondern können jederzeit dorthin gehen, wenn Sie Ruhe, Sicherheit und Wohlbefinden benötigen. Eine ideale Grundlage für weiterführende Entspannungs- und Meditationsübungen, ohne dass unbedingt eine CD notwendig wäre. So bleiben Sie frei und flexibel.

Übung: dein persönlicher Kraftort

Machen Sie es sich gemütlich, entspannen Sie sich und bitten Sie Ihren Partner, die Hypnoseübung mit Ihnen durchzuführen, um Ihren Kraftort zu installieren.

In dieser wertvollen und überaus nützlichen Entspannungsübung werden wir für dich einen Kraftort bauen. Einen Ort, an dem du dich vollkommen sicher fühlen darfst und völlig entspannt sein kannst. Dieser Ort wird dir in deiner Vorstellung bald so wirklich erscheinen, dass es für deinen Körper keinen Unterschied macht, ob du wirklich dort bist oder an einem beliebigen anderen Ort. Dein Körper und dein Geist sind glücklich und entspannt – und diese Botschaften werden deine Geburt zu einem wunderbaren Erlebnis werden lassen. Es gibt so viele Möglichkeiten, an deinen Kraftort zu reisen. Im Moment hast du vielleicht schon ein oder zwei flüchtige Gedanken, wo dein Kraftort sein könnte, wie er beschaffen sein könnte. Um dein Unbewusstes gut wählen zu lassen, darf sich dein Körper noch ein bisschen mehr entspannen.

Du kennst nun schon das wundervolle Gefühl, wenn sich die ersten Boten der Entspannung in deinem Körper bemerkbar machen. Du spürst vielleicht schon dieses besondere Gefühl, wenn eine Schwere, ein zartes Kribbeln oder diese spezielle Leichtigkeit beginnen, durch deinen Körper zu ziehen. Unterstütze die Entspannung weiter durch deinen Atem. Atme Ruhe und Entspannung ein, atme Stress aus. Deine Atemzüge fühlen sich immer leichter, immer gleichmäßiger an, während du tiefer und tiefer gleitest, in einen wundervoll entspannten Zustand, in einen Zustand, der es dir ermöglicht, mühelos in Kontakt mit deinem Unbewussten zu treten, das dir Bilder und Gefühle sendet, die dir hilfreich sein werden für die sanfte Geburt deines Babys. Und nun, wo du immer entspannter sein kannst, immer tiefer und tiefer sinkst, wollen wir unsere Reise zu deinem persönlichen Kraftort antreten.

Vor deinem inneren Auge siehst du dich, wie du einen langen Flur mit vielen Türen entlanggehst. Der Flur ist wirklich sehr lang und es gibt viele Türen. Alle diese Türen führen zu verschiedenen wunderbaren Orten. Einige dieser Orte sind magisch oder vielleicht auch gar nicht von dieser Welt. Andere Orte sind in der freien Natur. Eine Sommerwiese. Ein Herbstwald. Eine glitzernde Schneelandschaft. Ein Strand mit feinstem Sand, wo türkisblaue Wellen sanft ans Ufer rollen. Wieder andere Türen führen zu Orten, die von Menschen gemacht wurden: einer Blockhütte in einer wilden Alpenlandschaft. Einem Schloss mit feinziselierten Türmchen wie aus Zuckerguss. Einer Burg mit mächtigen Mauern an einem tiefen, klaren See irgendwo im Norden. Auch Zimmer befinden sich hinter den vielen Türen dieses besonderen Flurs. Ein gemütliches Wohnzimmer. Eine Küche, in der gerade dein Lieblingsessen zubereitet wird.

Die Vielzahl an Möglichkeiten ist unendlich und während du den Flur hinuntergehst, siehst du dir Tür für Tür genau an. Du bemerkst, dass alle Türen ein wenig verschieden sind. Von einer bestimmten Tür aber fühlst du dich magisch angezogen. Tritt näher! Betrachte sie genau! Wie sieht sie aus? Woraus besteht sie? Ist es eine ältere oder eine neuere Tür? Hat sie Klinke oder Knauf, wie kannst du sie öffnen? Ist da ein Schloss oder ein Riegel? Welche Farbe hat die Tür? Hängt sie in einem schmalen oder einem breiten Rahmen? In einem hohen oder eher niedrigen? Sieh dir diese Tür ganz genau an.

Und nun fühl einmal, fühl mit deiner Hand über die Oberfläche der Tür. Wie fühlt sich die Tür an? Knarzt sie, wenn du mit der flachen Hand dagegendrückst? Vielleicht möchtest du gleich einmal an der Tür horchen – denn hinter dieser besonderen Tür, dieser Tür, die du ausgewählt hast, liegt dein Kraftort. Leg dein Ohr an das Türblatt und lausche einfach auf die Klänge, die Geräusche, die sich dahinter verbergen mögen und dir erste Hinweise auf deinen Kraftort geben. Oder vielleicht hörst du auch den beruhigenden Klang der Stille. Mach dich nun bereit, die Tür zu öffnen und an deinen persönlichen Kraftort zu gelangen. Denke daran: Dieser Ort ist nur für dich da. Ein sicherer Ort. Ein Ort zum Wohlfühlen.

Ein Ort, an dem du ganz bei dir sein kannst. Wo du dich geborgen und aufgehoben fühlst. Ohne Ansprüche an dich, ohne Anforderungen.

Suche den Türgriff oder einen anderen Mechanismus, um die Tür zu öffnen. Falls du einen Schlüssel benötigst, findest du den passenden Schlüssel in deiner Tasche. Öffne nun die Tür, öffne Sie so weit, wie du möchtest. Und sieh hinein. Sieh durch die Tür in deinen Kraftort. Ein perfekter Ort, wie er wundervoller nicht sein könnte. Ein Ort den du dir genauso einrichten darfst, genauso verändern darfst, wie es sich nur für dich gut und richtig anfühlt. Der ideale Ort, um zu entspannen. Wähle deinen Kraftort so aus, wie nur du ganz allein das möchtest. Du trittst nun in deinen Kraftort ein.

- Was ist da?
- Was spürst du dort?

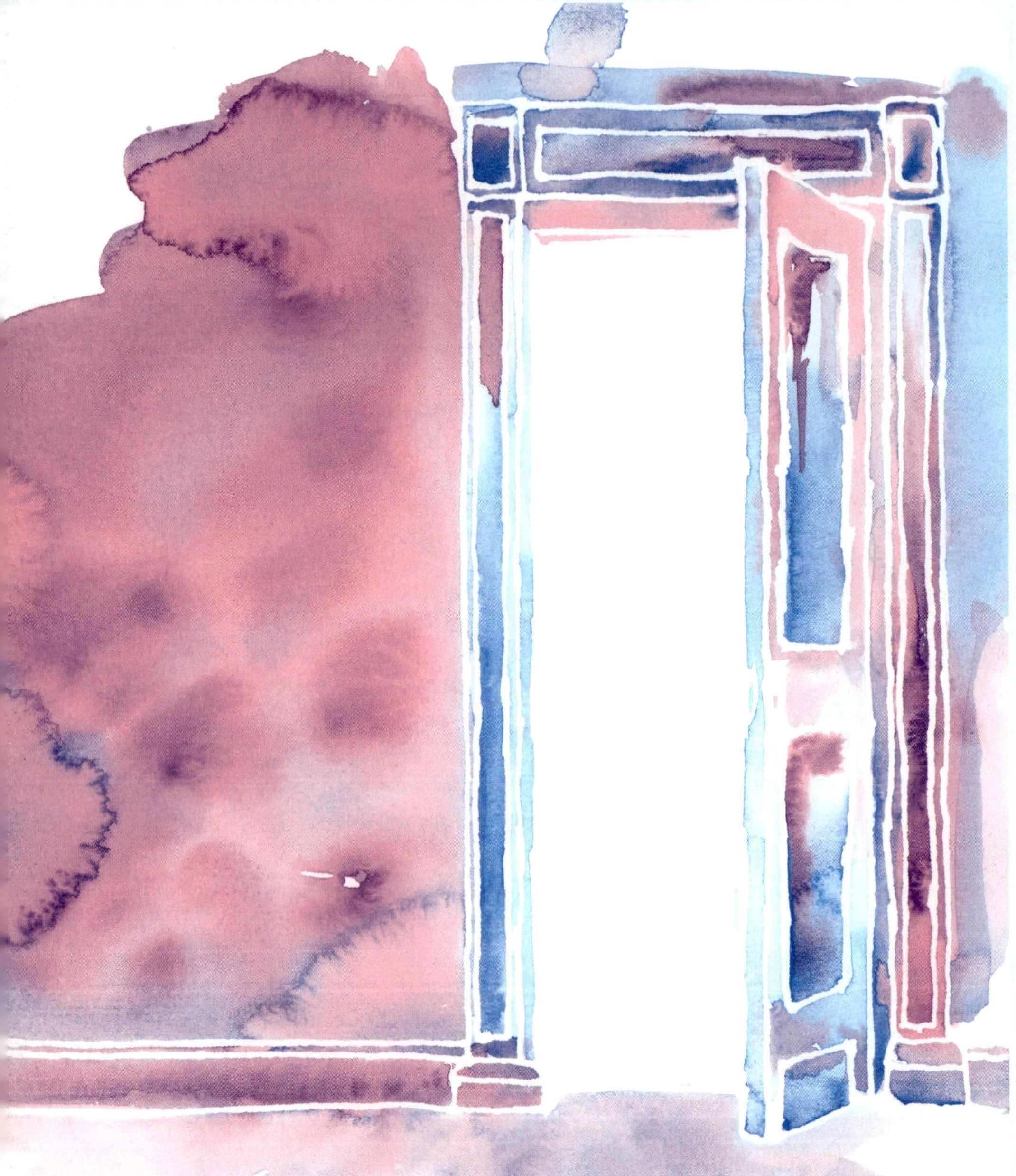

- Was hörst du?
- Was macht diesen Ort so schön, so angenehm?
- Welche Gerüche nimmst du wahr?
- Kannst du dir irgendetwas oder irgendjemanden vorstellen, der diesen Ort noch ein wenig perfekter, noch ein wenig angenehmer machen könnte?
- Was möchtest du hier haben?
- Was brauchst du?

Tauche hinein mit deinem ganzen Gefühl, deinem ganzen Erleben. Lass deine Gedanken immer mehr und mehr an diesen herrlichen Ort gleiten. Ein Ort, der vertraut scheint, ein Ort, der sich geborgen und stimmig in dir anfühlt. Der Saiten in dir zum Klingen bringt. Ein Ort, der immer mehr Ruhe, immer mehr Entspannung mit sich bringt.

Du bist an deinem Kraftort – erlaube dir, ihn zu erleben, ihn zu genießen. Und du weißt, dass du jederzeit wieder an diesen Ort zurückkehren kannst. Alles, was du dazu tun musst, ist, dir wieder deine Zugangstür vorzustellen. Diese Tür kann überall stehen, wo du es möchtest, mitten in einem Raum oder auch auf freiem Feld oder wieder in dem langen Flur. Immer wenn du dir deine Zugangstür vorstellst, wenn du mit der Hand über das Türblatt streichst, vielleicht den ersten Geräuschen deines Kraftortes lauschst, öffnet sich schließlich die Tür. Dann tauchst du sofort und unweigerlich tief in die ruhige Zuversicht, die völlige Entspannung ein. Diese Entspannung, die dein Kraftort jederzeit für dich bereithält. Wo du auftanken und neue Kraft und neue Energie schöpfen kannst.

Mach dich nun langsam bereit, wieder ins Hier und Jetzt zurückzukehren. Ich werde von 1 bis 5 zählen. Und während ich das tue, spürst du, wie frische Energie dich durchströmt, und du kannst mit neuer Zuversicht deinen Tag fortsetzen.

Eins ...

Zwei ... Fühle, wie die Energie langsam in deinen Körper zurückkehrt ...

Drei ... die Arme bewegen sich langsam, auch die Finger bewegen sich ein bisschen ...

Vier ... die Beine und Füße fühlen, wie die Energie in sie zurückfließt ...

Fünf ... du bist hellwach, sehr aufmerksam, völlig erfrischt und gesünder, als du dich je zuvor gefühlt hast – voller Freude bereitest du dich auf die Geburt deines Babys vor.

Der Strand der Buchstaben

Der Strand der Buchstaben lässt sich ganz ausgezeichnet mit dem Kraftort verknüpfen. Viele Menschen haben an ihrem Kraftort ohnehin einen Strand, weil der Kraftort vielleicht irgendwo am Meer liegt. Falls Sie an Ihrem Kraftort keinen Sand finden, können Sie sich einfach einen anderen schönen Strand vorstellen oder Sie stellen sich Ihren Kraftort mit einer anderen weichen Fläche vor, in die Sie mit der Hand etwas hineinmalen können: weiche Erde z. B. oder auch Schnee oder ein kleiner Zengarten für den Schreibtisch; eine Tafel mit einem Schwamm: Alles ist möglich.

Sie benötigen für diese Übung absolut keine Hilfe von außen – Sie werden sich einfach gleich vorstellen, wie Sie nach und nach verschiedene Buchstaben – beginnend bei A – in den Sand malen und die Sandfläche wieder glätten und mit dem nächsten Buchstaben des Alphabets fortfahren.

So geht's

Versetzen Sie sich mithilfe der Farbatmung (Seite 44) in einen angenehm entspannten Zustand. Nun stellen Sie sich Ihren Kraftort vor – oder einen anderen Ort. Hauptsache, Sie finden dort eine schöne, weiche Sandfläche. Spüren Sie in den Ort hinein: Was spüren Sie? Was gibt es dort zu hören? Zu sehen? Was macht es dort so besonders schön und entspannt? Was ist dort? Schmücken Sie Ihren Ort möglichst detailreich aus – wie Sie es vom Kraftort gewohnt sind.

Nun begeben Sie sich vor Ihrem inneren Augen zu der Sandfläche und fühlen mit der Hand hinein. Vielleicht möchten Sie den warmen Sand zwischen Ihren Fingern hindurchrieseln lassen. Glätten Sie die Fläche nun mit Ihrer flachen Hand und malen Sie in einer weiten, kräftigen Bewegung mit Ihrer Hand den großen, geschwungenen Buchstaben A vor sich in den Sand. Sehen Sie sich das A genau an, das Sie in den Sand gemalt haben. Verfolgen Sie noch einmal seine Linienführung mit den Augen. Lassen Sie den Buchstaben einen Moment auf sich wirken. Nun glätten Sie die Fläche wieder. Und fahren fort mit dem großen Buchstaben B. Sie fühlen den Sand unter Ihren Fingern, und malen ein großes, schwungvolles B in den Sand. Sehen Sie es an. Lassen Sie es einen Moment auf sich wirken, Und glätten die Fläche erneut mit Ihrer Hand. Machen Sie sich bereit für den nächsten Buchstaben – das große C.

Und auf diese Weise verfahren Sie immer weiter:

- Den Buchstaben malen: Groß, ausladend, schwingend, mit viel Fläche und bewusster Wahrnehmung Ihrer ganzen Hand und des weichen Sandes, den Sie berühren.
- Sehen Sie sich den fertigen Buchstaben vor Ihrem inneren Auge ganz genau an – vollziehen Sie noch einmal seine

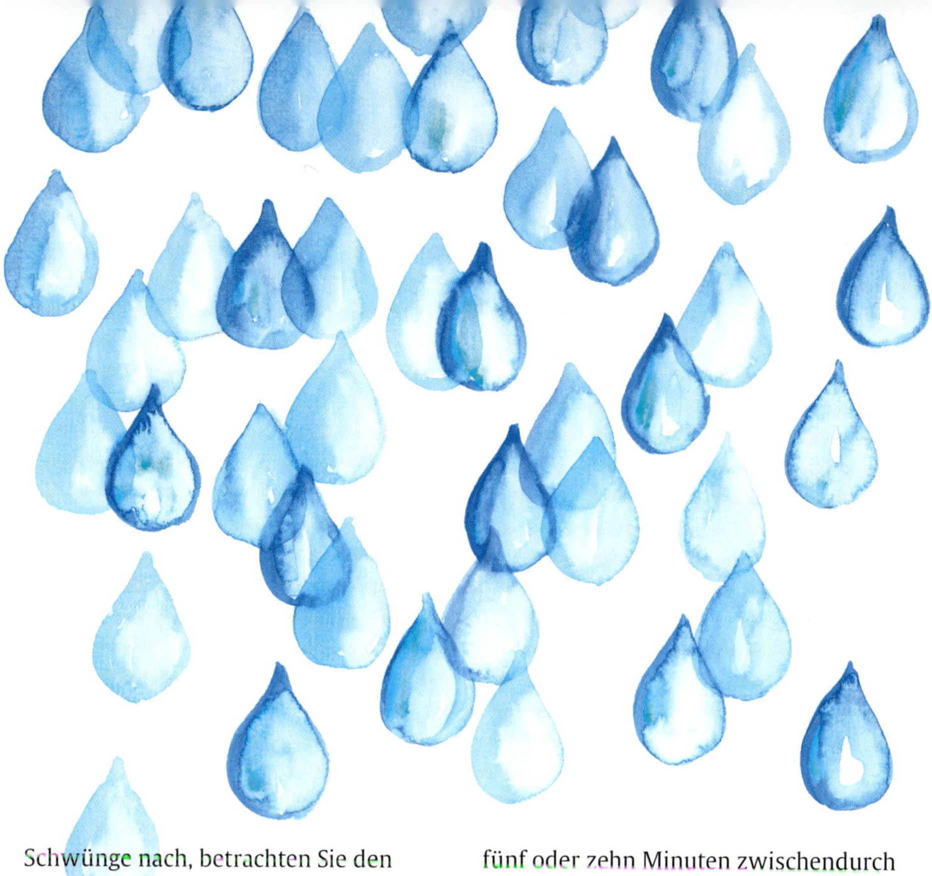

Schwünge nach, betrachten Sie den Sand, vielleicht die Körner, die Klümpchen oder die Ränder, die der Sand bildet. Die nachrieselnden Kanten. Die trockneren oder feuchteren Stellen.

- Dann löschen Sie den Buchstaben aus, konzentrieren sich wieder auf die Bewegungen und das Gefühl an Ihrer Hand, konzentrieren sich darauf, wie die Fläche wieder glatt wird, wie der Buchstabe schließlich ganz verschwunden ist.

Allrounder für Schwangerschaft und Geburt

Auf diese Weise verfahren Sie immer weiter, solange Sie möchten und solange Ihnen diese Übung Entspannung bringt. Auch für eine kurze Entspannung von fünf oder zehn Minuten zwischendurch ist der Strand der Buchstaben ganz hervorragend geeignet. Und erinnert Sie diese Übung an etwas? Grundsätzlich folgt das Buchstabenmalen demselben Prinzip wie das berühmte Schäfchenzählen als Einschlafmethode. Die Schäfchen sind meist identisch und deshalb bieten Buchstaben für Erwachsene in der Regel einen besseren Fokus, denn wir haben das Alphabet so sehr verinnerlicht, dass ganz natürlich ein Buchstabe auf den anderen folgt – eine beinahe natürliche Abfolge, die uns schnell und tief entspannen lässt. Kombiniert mit einem entspannten Ort und vielfältigen positiven Gefühlen und dem Einsatz möglichst vieler Sinne ist der Strand der Buchstaben der Allrounder für Schwangerschaft und Geburt.

Ich bin dann mal weg – Tiefenentspannung

Bei der Tiefenentspannung trainieren Sie, schnell in eine möglichst tiefe Trance zu gelangen. Gedächtnislücken kommen häufig vor und sind sogar gewollt.

Die tiefste Form der hypnotischen Entspannung, die Sie z. B. mit dem Wolkengarten (Seite 69) hervorrufen können, wird auch als »Deep State« bezeichnet. Viele Hypnobirthing-Programme werben mit dieser Art von Trance als »Hypnose der Klasse für chirurgische Eingriffe«. Das ist alles gut und schön und wie bereits erläutert funktioniert die Schmerzabschaltung und gezieltes Lahmlegen des menschlichen Körpers für viele Schmerzarten sehr zuverlässig, aber für die Geburt eben nicht und Sie möchten ja eine Anleitung für eine schmerzarme oder schmerzfreie Geburt und keine Anleitung für Ihre nächste Blinddarmoperation. (Falls Sie tatsächlich eine größere Operation unter Hypnose planen, empfehle ich Ihnen übrigens den Einsatz eines menschlichen Hypnotiseurs und nicht die Nutzung eines Ratgebers – alles andere würde ein deutsches Krankenhaus wohl glücklicherweise auch nicht mitmachen.)

Total entspannt und doch ganz da

Diese Hypnosetiefe liefert, wie beschrieben, sehr beeindruckende Ergebnisse, ist aber nicht immer sinnvoll. Für die Geburt können Sie z. B. keine Hypnose gebrauchen, die Katalepsien, also starre Unbeweglichkeit, hervorruft, wie es ein Deep State, eine echte Tiefenentspannung, tut. Für viele andere Übungen wie die Flussfahrt oder die Blockadenlösung (Seite 102) können Sie ebenfalls keine Tiefentrance gebrauchen, weil Sie sich sonst an nichts mehr erinnern können. Meine Familie, an der ich in der Anfangszeit ausgiebig geübt habe und der fast nichts erspart blieb, zieht mich häufig damit auf, dass ich meine Klienten ja in eine amnestische, also gedächtnislose Tiefentrance führen könnte, um sie nach der Sitzung wieder auszuleiten. Inzwischen könnte ich in Ruhe Zeitung lesen und Kaffee trinken. Selbst wenn ich dann nicht Zeitung läse, sondern treu und brav meine Hypnosesitzung abhielte, hätten die Klienten allerdings herzlich wenig davon. Sie würden zwar auf einer unbewussten Ebene in gewisser Weise vielleicht immer noch profitieren, trotzdem bliebe ihnen das für die meisten Sitzungen entscheidende Werkzeug verwehrt: Die Reflexion über die Sitzung und die Geschichten und Gedanken, die Problemlösungsstrategien, die das Unbewusste angeboten hat. Für Hypnosen ist es also in den meisten Fällen sehr wichtig, keine Tiefentrance auszulösen. Eine leichte Trance ist viel sinnvoller, wenn man Probleme angehen möchte.

Tiefentrance trainieren

Trotzdem kann es sich als sinnvoll erweisen eine Tiefentrance zu trainieren, einfach um zu lernen, wirklich sehr tief zu gehen – denn während der Geburt wird Ihr Körper ohnehin keinen Deep State zulassen. Beachten Sie auch, dass Sie in der Schwangerschaft nur auf eine extrem tiefe Trance zielen sollten, wenn Sie keinerlei Kreislaufprobleme haben. Sprechen Sie im Zweifelsfall mit Ihrem Arzt und beginnen Sie mit den Audiotracks, besonders mit dem Wolkengarten, im aufrechten, sicheren Sitzen.

Sie erlernen also mithilfe der CD, sich selbst in eine Tiefenentspannung zu versetzen, die Sie mit fortschreitendender Übung in ihrer Tiefe anpassen und optimieren können.

Üben mit dem Wolkengarten

Sie wissen ja schon, dass Sie dieses Buch wie einen Werkzeugkasten benutzen sollen. Nun stelle ich Ihnen das Werkzeug vor, das Eltern mit Abstand am häufigsten für die Geburt auswählen: den Wolkengarten. Der Wolkengarten ist ein Audiotrack, den Sie auf der beiliegenden CD finden. Diese Hypnoseübung ist dazu angelegt, besonders intensiv und tief zu entspannen, es ist keine Reflexion notwendig. Die Übung ist der letzte Track auf der CD. Falls Sie einschlafen, hört die Aufzeichnung einfach auf und Sie hören keines der anderen Stücke, die Sie vielleicht nicht oder zum jetzigen Zeitpunkt noch nicht hören möchten.

Der Wolkengarten ist eine sehr effektive Kombination aus einer szenischen Einstimmung auf die Entspannung und einer Farbhypnose. Die Entspannung beginnt im Garten eines wunderschönen Hauses und führt Sie nach und nach mithilfe entspannender Naturbilder in eine sehr tiefe Entspannung. Vom Garten aus brechen Sie dann zu einer Fantasiereise durch farbige Wolken auf. Ihre inneren Bilder werden im Laufe der Übung immer abstrakter. Sie spüren mithilfe der Farbvorstellungen, der Vorstellung von Leichtigkeit und der Einbindung Ihres ganzen Körpers die höchst mögliche Trancetiefe.

Nicht als Einschlafhilfe verwenden

Besonders wichtig ist, dass Sie den Wolkengarten nicht als Einschlafhilfe verwenden – jedenfalls nicht ständig. Sonst bringen Sie sich um wichtige Aspekte seiner Wirkung. Im Gegensatz zum allgemein verbreitenden Vorurteil von Menschen, die nicht viel über Hypnose wissen, strebt Hypnose keinen Schlaf an. Es ist hypnosetechnisch einfach, sich selbst oder jemand anderen in Schlaf oder einen schlafähnlichen Zustand zu versetzen. Schlaf können Sie aber für Ihre Geburt überhaupt nicht gebrauchen. Deshalb würde Ihr Körper auch niemals auch nur ansatzweise zulassen, dass Sie Ihre Geburt verschlafen. Außer bei Müttern, die schwersten Drogen- oder Medikamentenmissbrauch betreiben, ist es

in der gesamten Menschheitsgeschichte noch nie vorgekommen, dass jemand die Geburt seines Babys versehentlich verschlafen hat. Und auch mit der tiefsten Hypnose kann und wird Ihnen das niemals passieren.

Besser nicht müde üben: Während der Geburt und auch während der Übung mit dem Wolkengarten sollten Sie am besten nicht müde oder erschöpft sein, und selbst wenn sich Ihr Körper während der Übung schläfrig anfühlt, sollte Ihr Geist wach und aufnahmebereit sein. Selbst in einer tiefen Trance, zum Beispiel bei Showhypnosen, können die Menschen laufen, springen oder sogar singen.

Üben, üben, üben

Für die besten Ergebnisse sollten Sie den Wolkengarten mindestens ein- bis zweimal am Tag üben. Den besten Zeitpunkt zum Beginnen gibt es nicht, aber als Faustregel gilt: Je früher in der Schwangerschaft Sie beginnen, desto mehr Zeit haben Sie zum Üben und desto zuverlässiger wird der Wolkengarten funktionieren. Für die meisten Menschen ist es einfacher, Zeitfenster zum Üben zu schaffen, wenn also der Wolkengarten in den regelmäßigen Tagesablauf eingebunden wird. Allzu leicht übt man dann nur morgens vor dem Aufstehen und abends vor dem Einschlafen. Diese beiden Zeitpunkte bringen aber besondere Schwierigkeiten und manchmal nicht unbedingt die besten Ergebnisse mit sich. Die liegende Position lässt Sie beispielsweise besonders leicht einschlafen. Nutzen Sie das Bett oder das Sofa nur, falls Sie am Anfang noch Problem haben, sich in die Entspannung einzufinden. Setzen Sie sich lieber aufrecht hin oder stehen Sie sogar.

Sogar in Bewegung möglich: Experimentieren Sie mit der Trancetiefe in verschiedenen Körperhaltungen. Wenn Sie sich gut mit dem Wolkengarten vertraut gemacht haben, sicher sind, das typische Gefühl der Trance jederzeit herbeiführen zu können, probieren Sie während des Zuhörens, z. B. mit einem tragbaren Player, spazieren zu gehen. Am besten nehmen Sie Ihren Partner auf diese Spaziergänge mit, denn in Trance am Straßenverkehr teilzunehmen, auch als Fußgänger, davon rate ich aus Sicherheitsgründen ab. Vielleicht haben Sie bei sich in der Nähe einen schöne Spazierstrecke durch die freie Natur: Sie werden sehen, dass sich geistige Wachheit, Bewegung und tiefste Entspannung nicht ausschließen – eben genau so, wie Sie es auch für Ihre Geburt brauchen.

Kraftsätze: das Prinzip von Affirmationen und Mantras

Kraftsätze – auch als Affirmationen, Bestätigungen oder Mantras bekannt, sind eine einfache, aber sehr effektive Möglichkeit, eine schöne, angstfreie Schwangerschaft und eine gute Geburt zu erreichen. Vielleicht kennen Sie auch das

Gefühl, dass es Tage gibt, an denen Sie der Geburt voller Optimismus entgegenblicken und andere, an denen vielleicht Zweifel oder sogar Angst an Ihnen nagen. Wäre es nicht wunderbar, wenn Sie bald nur noch die optimistischen Momente genießen dürften? Und genau das können Kraftsätze bewirken. Voraussetzung ist allerdings, dass Sie den jeweiligen Kraftsatz zumindest manchmal bereits als wahr annehmen können. Es würde also einem Spinnenphobiker nicht helfen, sich immer wieder vorzusagen: Spinnen sind niedliche Tiere, die haarigen Beine weich und kuschelig. Im Gegenteil, so ein Satz würde den gegenteiligen Effekt bewirken, da der für den Phobiker paradoxe Inhalt nur den Ekel noch weiter hervorhebt. Falls also einer oder mehrere der Kraftsätze auf der CD bei Ihnen inneren Widerstand hervorrufen sollten, trauen Sie sich, die Kraftsätze neu aufzunehmen: perfekt für Sie ganz allein!

Was fühlt sich für Sie gut und richtig an?

Die Kraftsätze können und sollen Sie nicht nur hören – ich habe mir selbst eine kleine Wandfläche mit Tafelfarbe gestrichen, wo ich meine liebste Affirmation mit bunter Kreide so in Szene gesetzt habe, dass ich sie bei jedem Gang durch den Flur ansehen konnte. Oder fertigen

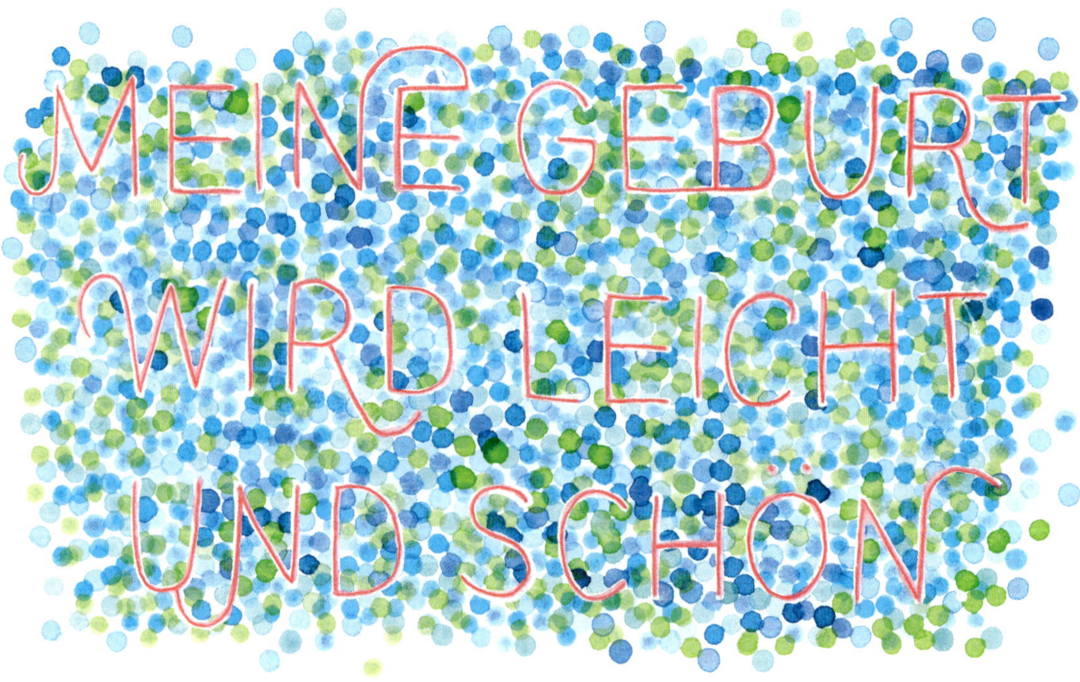

Sie sich doch kleine Kärtchen an, die Sie sich ins Portemonnaie legen und die Ihnen immer ins Auge fallen, wenn Sie Ihre Geldbörse zücken. Auch die Post-it-Methode passt für viele Eltern: ein Kraftsatz-Zettelchen am Kühlschrank, eines am Schlüsselbrett und noch eins am Badezimmerspiegel.

- Mein Körper weiß, was er tut.
- Jede Mutter seit Beginn der Zeit hat diese Aufgabe bezwungen.
- Mein Körper kann nicht gegen mich arbeiten, denn ich bin mein Körper.
- Mit jeder Welle komme ich meinem Baby näher.
- Meine innerste Überzeugung bestimmt über meinen Körper.
- Mein Baby und ich sind gut aufgehoben.
- Mein Partner begleitet mich liebevoll.
- Mein Baby weiß genau, wie und wann es geboren wird.
- Ich schmelze weich und leicht um jede Empfindung herum, die ich habe.
- Was ich mir vorstellen kann, kann ich auch erreichen.
- Jede Welle trägt mich weiter und ich gleite mühelos.
- Ich verwöhne meinen Körper und meine Seele, ich achte auf mich und mein Baby.
- Meine Geburt wird leicht und schön.
- Ich öffne mich zart, langsam und sicher wie die Blüte einer schönen Blume.
- Ich bin jetzt. Mein Moment ist dieser hier.
- Die Reise hat begonnen und ich stehe am Steuerrad.
- Ich bin klar, ich bin wach, ich bin mutig.
- Ich wähle den leichten Weg.

Kraftsätze für besondere Situationen:

- Meine Geburt bleibt meine Geburt.
- Die gleiche Geburt, ein anderer Ort.

Kraftsätze für den Vater

- Die Geburt ist ein normaler und gesunder Vorgang.
- Ich freue mich auf eine schöne und kraftvolle Geburt.
- Meine Partnerin ist eine starke Frau.
- Ich bin in der Lage, meine Partnerin während der Schwangerschaft und der Geburt effektiv zu unterstützen.
- Ich schaffe einen ruhigen Geburtsraum voller Liebe und Entspannung für meine Partnerin und unser Baby.
- Ich lasse mich auf die Geburt ein und passe mich problemlos jedem Ablauf an.
- Ich atme Entspannung ein. Ich atme Stress aus.
- Meine Familie ist hier gut aufgehoben.
- Ich arbeite mit unseren sorgfältig ausgewählten Begleitern vertrauensvoll zusammen.
- Ich bin stark. Ich bin fähig. Ich bin liebevoll. Ich bin ein Vater.

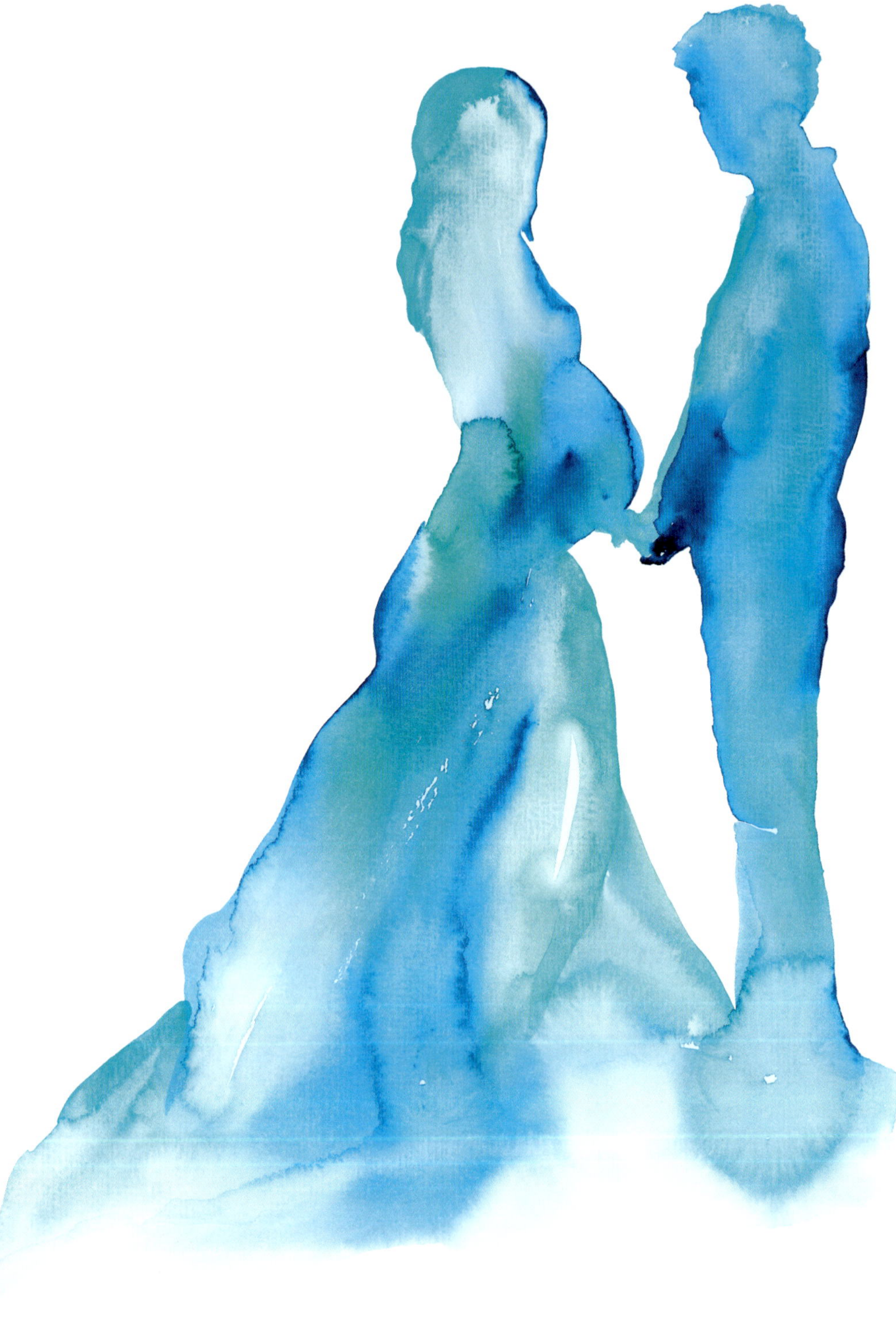

Gemeinsam stark: für eine gute Geburt

Die Geburt müssen Sie nicht allein bewältigen. Sie sind schließlich mindestens ein Dreier-Team: Mama, Papa und Baby!

Papa ante portas? Die Rolle des Vaters

Väter spielen jedenfalls neben der Mutter und dem Baby die wichtigste Rolle, um eine wundervolle Geburtserfahrung zu ermöglichen.

In diesem Buch benutze ich das Wort »Vater« im soziologischen Sinne, nicht im biologischen: Falls Sie einen Partner haben, der nicht der Vater Ihres Kindes ist, oder in einer gleichgeschlechtlichen Partnerschaft oder in einer ganz anderen Familienkonstellation leben, spielt das natürlich keine Rolle. Einen »Vater« sollten Sie jedenfalls immer dabei haben, das ist jede Person, die Sie gut kennen, der Sie vertrauen und die Ihnen in Schwangerschaft, Geburt und Elternsein zur Seite stehen möchte. Wenn einer Ihrer Begleiter die Wichtigkeit des Vaters stark bezweifelt, überlegen Sie sich, ob Sie dort wirklich in guten Händen sind.

So wichtig ist der Papa

Die Männer Neuguineas, deren Frauen ein Kind erwarten, müssen Aal, Eidechse und Schlange von ihrem Speiseplan streichen – hierzulande wird dagegen häufiger vom werdenden Vater erwartet, mit dem Rauchen aufzuhören. Ob Fluppe oder Röstreptil: Es geht um Verantwortung. Es geht darum, der Mutter zu zeigen: Du bist nicht allein – ich bin für dich da, ich trage mit, so viel ich kann, ich verstehe dich. Nur enge Bezugspersonen, ob Partner, Mutter, Schwester oder Freundin, bringen eine Kompetenz mit, die keine noch so sensible Hebamme jemals haben kann: Sie kennen die werdende Mutter in- und auswendig. Und die Frau vertraut ihnen.

Im Senegal begleitet der Vater seine Frau durch die Geburt, in den peruanischen Anden ist es die Nachbarin oder alternativ eine gute Freundin, an der Elfenbeinküste können es Mutter oder Schwiegermutter sein, aber niemals beide zusammen. Deshalb kommt der pränatalen Bindung auch eine besondere Bedeutung zu. Babyflüstern, Reisen zum Baby oder andere schöne Rituale begünstigen die besondere, aufeinander abgestimmte Dynamik einer guten Geburt. Einem engagierten Vater wächst gar nicht so selten auch ein kleines Schwangerschaftsbäuchlein. Und aus dem Baskenland des 19. Jahrhunderts wird berichtet, dass die Ehemänner draußen auf dem Feld Bauchziehen bekamen, wenn bei ihrer Frau die Geburt startete. »Couvade« nennt man das. Und »Synchronisation« heißt das Schlüsselwort.

Damit die Kommunikation funktioniert

Besucht das Paar mit dem Baby im Bauch gemeinsam den Geburtsvorbereitungskurs bzw. beschäftigt sich auch der Vater mit diesem Buch, funktioniert die Kommunikation vor und während der Geburt viel zuverlässiger – die Gebärende muss sich nicht darauf verlassen, dass der Partner schon ahnt, was er tun soll, sondern die beiden haben alles besprochen. Der Partner versteht die Übungen, er versteht deren Wirkweise. So verfällt er nicht in blinden Aktionismus, wenn seine Partnerin ein paar Stunden einfach nur damit verbringt, sehr langsam zu atmen. Und er ist auch nicht erstaunt und die Frau nicht gehemmt, wenn sie durch monotone Schaukelbewegungen oder laute, tiefe Töne die Trance verstärkt. Falls ein spezieller Umstand auftritt, der dem Paar schnelle Entscheidungen abverlangt, sind sie für eine gute Entscheidung ohne Reue hervorragend gewappnet.

Väter raus aus den Kreißsälen? Leider gibt es in Deutschland gerade einen leicht umgekehrten Trend, Väter wieder aus den Kreißsälen auszuschließen. In einem großen Babymagazin erschien kürzlich ein Interview mit dem Arzt eines Hamburger Krankenhauses, der Geburtsvorbereitungskurse für Väter anbietet. Dort, so der Gynäkologe, vermittle er, dass es für den Vater während der Geburt nichts zu tun gebe und dass er sich durch ein Verbleiben am Kopfende vor den vermeintlich schrecklichen Bildern schützen sollte. Doppelt fies, weil diese Väter sicher in aller Regel mehr als bereit wären, ihre Partnerin effektiv und positiv zu unterstützen. Obwohl es also immer mal wieder unrühmliche Ausnahmen gibt, die dem Ansehen der gesamten Geburtshilfe und besonders der Ärzteschaft schaden, ist die überwältigende Mehrheit geburtshilflich tätig, weil sie das Wunder der Geburt achtsam begleiten möchten.

Christof, 35 Jahre

Wir hatten einfach eine tolle Geburt

» *Nur vier Stunden, nachdem Max geboren war, fuhren wir alle gesund und vor allem glücklich nach Hause. Die Geburt meines Sohnes war mit Abstand die großartigste Erfahrung meines Lebens. Ich habe dann auch meinen Kollegen, die alle bereits Kinder haben, berichtet, wie stark die Eindrücke waren, wie wunderschön dieses Geburtserlebnis gewesen ist und dass ich mich so freue, alles beim nächsten Kind noch einmal genau so erleben zu können. Und jetzt kommt der Witz: Ich blickte in ungläubige Gesichter, einige lachten, weil die wohl dachten, ich hätte das ironisch gemeint. Ich hab mir in dem Moment nichts anmerken lassen und meine Schockiertheit, glaube ich, ganz gut überspielt. Aber ich finde es mehr als traurig, dass anscheinend auch viele Väter von der Geburt Ihres Kindes, vielleicht nun nicht gerade traumatisiert sind, aber diese einmalige Erfahrung als Härteübung sehen. Da muss man aus Liebe zur Partnerin durch. Dabei kann die Geburt ein richtig tolles Erlebnis sein!* «

Väterkompass Geburt

Lieber werdender Vater, Geburt ist Liebe. Einfach, oder? Denn wie man liebt, wissen Sie ja schon! Ihre positive Einstellung zur Geburt, Ihre liebevolle Unterstützung und Ihre Kommunikationshilfe bei aufkommenden Fragen und Entscheidungen machen die Geburt Ihres Babys für Ihre Familie zu dem wunderbaren und glücklichen Tag, den Sie verdient haben! Finden Sie hier praktisch und knapp zusammengefasst im Väterkompass das Wichtigste zu Schwangerschaft, Geburt und Wochenbett:

Kleine Zeichen der Liebe

Vielleicht haben Sie in der Schwangerschaft manchmal das Gefühl, Sie wären irgendwie »Außenstehender« – rein physisch mag das stimmen, aber die Zeit der Schwangerschaft ist so viel mehr als nur das körperliche Austragen des Babys. Lesen Sie dazu besonders aufmerksam Kapitel »Das Baby hilft mit – Bindung ge-

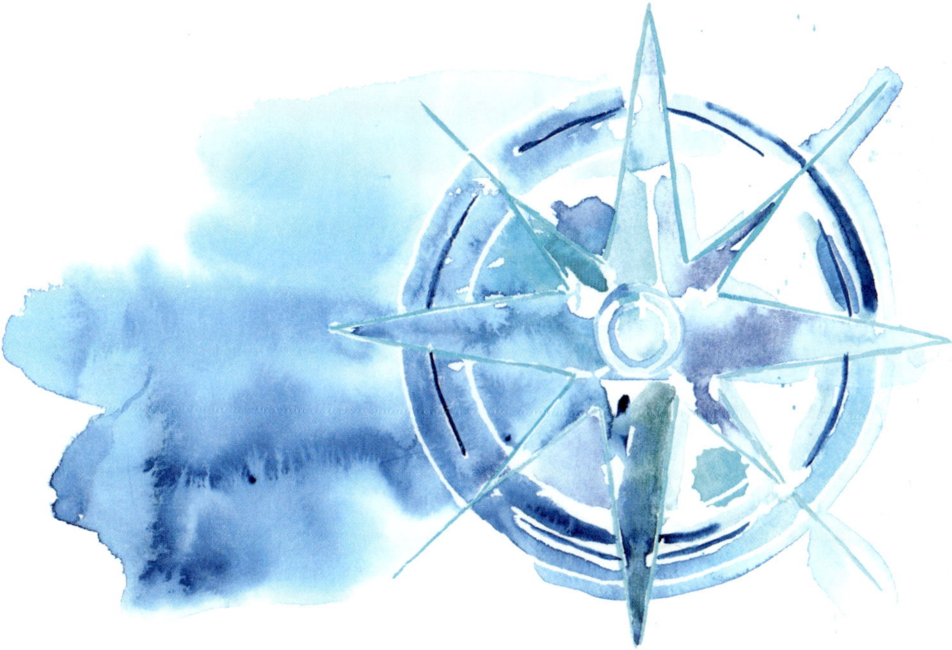

zielt fördern« (Seite 90). Denn: Ihr Baby braucht seinen Papa von Anfang an! Und auch Ihre Partnerin entlasten Sie, indem sie sich mit dem Baby in ihrem Bauch nicht alleingelassen fühlt. Bedenken Sie, dass die Mutter durch die massive Hormonumstellung und den wachsenden Bauch, der nach und nach die inneren Organe auf kleinstem Raum wie eine Ziehharmonika zusammenschiebt, riesige seelische und körperliche Veränderungen durchmacht. Hinterlassen Sie einfach ab und zu kleine Zettel mit lieben Botschaften, damit Ihre Frau weiß, dass Sie trotz ihres steigenden Körperumfangs nicht daran denken, sie zurück ins Meer zu schieben. In ihrer Jacke, auf dem Frühstücksteller, am Armaturenbrett. Sie werden sehen, wie diese kleinen Gesten sofort einen unglaublich positiven Einfluss haben, und zwar auf Sie beide – eben als Team!

Was tun gegen gemischte Gefühle?

Auch bei Ihnen selbst wird die Vorstellung, Vater zu werden, vielleicht manchmal gemischte Gefühle auslösen: Vielleicht denken Sie darüber nach, ob Ihre finanzielle Situation genügend gesichert ist, ob Sie als Vater die Fehler vermeiden können, die Sie in Ihrem Umfeld mitbekommen oder in Ihrer eigenen Kindheit erlebt haben. Oder ob die Organisation Ihres gewohnten Lebens mit einem oder vielleicht noch einem Kind überhaupt möglich sein kann. Das sind alles normale und auch wichtige Gedanken und Gefühle – gehen Sie als Paar und als Team damit um. Vielleicht möchten Sie die Blockadenlösung »Die zauberhafte Waldlichtung« (Seite 102) nutzen, um gemeinsam mit Ihrer Partnerin über alle Sorgen zu sprechen und anschließend hypnotisch zu bearbeiten. Selbstverständlich kann Ihnen keine Hypnosesitzung Geld auf das Konto überweisen oder dem Tag mehr als 24 Stunden geben. Trotzdem ist Hypnose ein wirklich effektives Werkzeug, um klarer zu sehen, welche tatsächlichen Auslöser hinter bestimmten Sorgen stecken, und um eine neue Perspektive zu den negativen Gedanken zu gewinnen und sich einen oft ungeahnten, klugen Lösungsweg zu verschaffen.

Das Team wächst immer mehr zusammen

Ihre Partnerin hat Ihnen also dieses Buch ans Herz gelegt und freut sich sicher, wenn Sie es durchlesen und sie bei den Übungen so gut Sie können unterstützen, die als Partnerübungen angelegt sind. Manche Übungen, besonders die, die regelmäßig geübt werden sollten, kann sie allein durchführen. Und Sie werden vielleicht nicht einsehen, warum Sie die Wellenatmung üben sollten, Sie sind ja nicht mal stolzer Besitzer einer Gebärmutter. Und natürlich müssen Sie nicht stän-

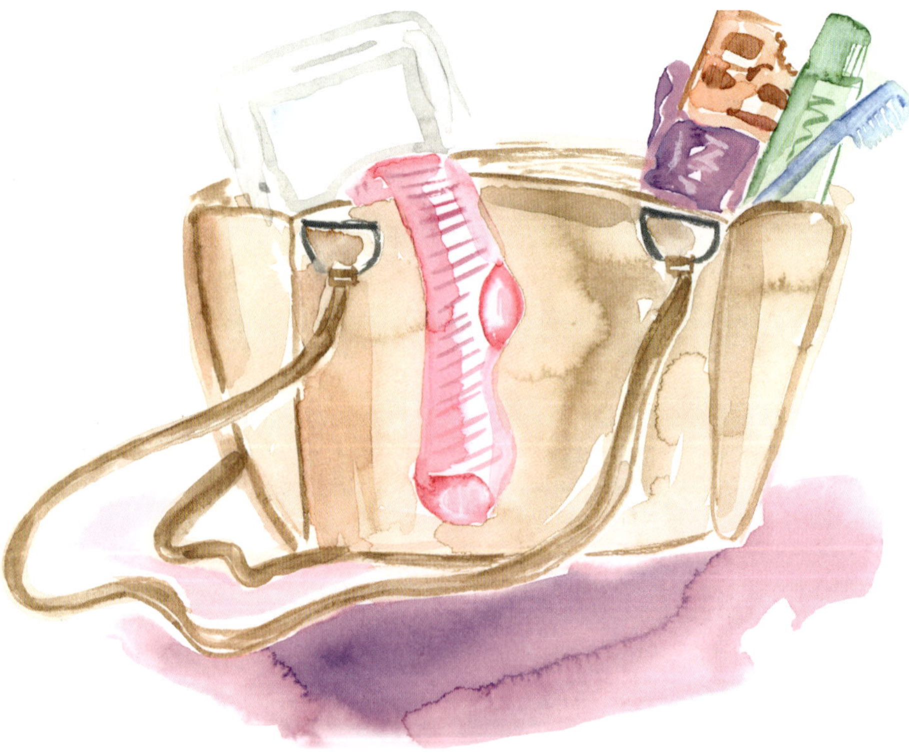

dig die Atmung üben. Aber: Wichtig ist, dass sie alle Übungen mindestens einmal selbst ausprobiert haben, um die Anleitungen wirklich zu verstehen und Ihre Partnerin optimal unterstützen zu können. Das ist auch der Grund, warum es in meinen Kursen nicht nur einen »Väterabend« gibt, sondern der Vater den ganzen Kurs über eng eingebunden ist, genau wie in diesem Buch: Das Team wächst immer mehr zusammen und die Ergebnisse der Geburten bestätigen diese Methode.

Die Vatertasche packen

Und obwohl die Schwangerschaft anfangs so lang erscheint, als fast unüberschaubare Zeit, bis endlich Ihr Baby geboren wird, kommt der große Geburtstag schneller, als Sie denken, und dann sollten Sie gut vorbereitet sein. Beginnen Sie etwa einen Monat vor dem sogenannten »errechneten Termin«, dem statistischen Mittelwert, in welchem Zeitraum Ihr Baby etwa geboren wird, Ihre sieben Sachen für die Geburt zusammenzustellen. Auch wenn Sie die Geburt zu Hause planen, sollten Sie Ihr Väter-Survival-Paket für alle Fälle parat haben. Sorgen Sie für sich selbst, damit Ihre Frau den Kopf frei hat für die Geburt und keine Angst haben muss, dass Sie Hunger bekommen oder Ihnen die saubere Unterwäsche ausgeht.

Packen Sie

- ein Set bequeme Kleidung (z. B. lockere Hose, Ersatz-T-Shirt, dicke Socken),
- ein paar Toilettenartikel, um sich frisch zu machen (z. B. Einwegrasierer, Zahncreme, Zahnbürste, Deo) und
- ein Lunchpaket ein.

Denken Sie dabei nicht nur an sich, sondern besorgen Sie die Dinge, von denen Sie wissen, dass Ihre Frau Sie besonders gerne isst oder trinkt und die sich zum Mitnehmen eignen. Den Tischgrill lassen Sie besser zu Hause, aber Müsliriegel, Süßigkeiten, belegte Brote und Softdrinks ohne Kohlensäure haben sich bewährt. Liebt Ihre Frau Salami und hat während der Schwangerschaft drauf verzichtet, packen Sie eine feine italienische Trüffel- oder Barolo-Salami ein.

Falls Sie eine Wassergeburt in Erwägung ziehen, packen Sie gerne Ihre Badehose ein, denn falls Ihre Frau gestützt werden möchte, kommen Sie sich ganz nackt oder normal bekleidet im Wasser vielleicht seltsam vor.

Electronic Devices

Sicher nehmen Sie auch das eine oder andere elektronische Gerät mit, mindestens Ihr Handy und vielleicht auch einen Fotoapparat. Denken Sie auch an das nötige Abspielgerät für die CD: Im Kreißsaal ist sicher ein CD-Player, aber nehmen Sie mindestens noch ein anderes Gerät mit, mit dem Sie die gewünschten Tracks abspielen können. Kopfhörer können Sie sich schenken, die mag kaum eine Frau während er Geburt länger an den Ohren behalten. Technik hat in solchen Momenten häufig die unangenehme Eigenschaft auszufallen. Kleben Sie für alle Dinge, die sie nicht schon Wochen vorher entbehren können, einfach ein Post-it auf die ansonsten fertig gepackte Tasche, damit Sie nichts vergessen. Aber nicht aus Versehen das Schlüsselbrett mit dem Kraftsatz einpacken!

Kindersitz: Falls Sie für den Kindersitz zuständig sind, machen Sie sich in Ruhe mit der Handhabung vertraut. Ich empfehle Ihnen einen sogenannten Reboarder, der fest mit dem Auto verbunden bleibt (www.reboarder-kindersitz.info). Ihre Frau sollte im Wochenbett auf gar keinen Fall eine Babyschale umherschleppen. Die belastet in der falschen Achse und ist viel zu schwer. Ihre Frau soll nichts Schwereres tragen als das Kind. Eine Tragehilfe oder ein Tuch ermöglicht Frau und Baby eine viel gesündere Haltung.

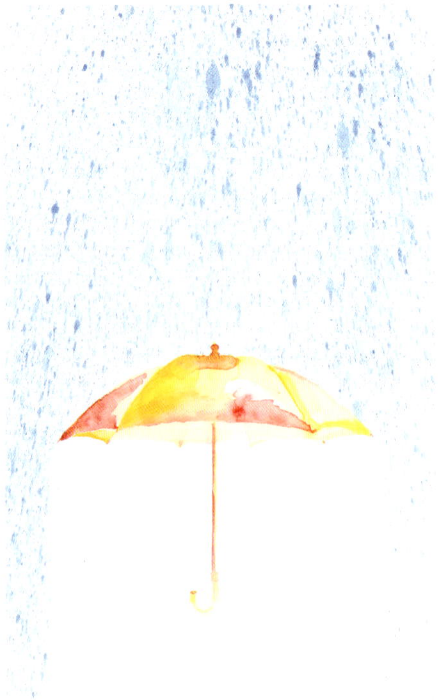

Geburtswunschliste: Falls Sie eine Geburtswunschliste angefertigt haben, gehen Sie alles noch einmal gemeinsam durch, damit Sie die Wünsche Ihrer Frau gut kommunizieren können. Ihre zentralen Punkte haben Sie idealerweise im Vorfeld bereits mit Ihrer Hebamme besprochen, die Ihre Geburt betreuen wird, oder stichpunktartig in die Klinikakte eintragen lassen.

Unterstützung während der Geburt

Nun sollten Sie natürlich noch wissen, wie Sie Ihrer Frau und Ihrem noch ungeborenen Baby ganz konkret die größte Unterstützung während der Geburt bieten können. Und Ihre Rolle wird viel wichtiger sein und auch viel schöner, als Freunde und Medien es Ihnen vielleicht weiszumachen versuchen. Am Kopfende stehen und versuchen nicht in Ohnmacht zu fallen, um dann »am Ende« die Nabelschnur zu durchtrennen war jedenfalls gestern. In diesem Buch finden Sie die Anleitungen für die Begleitung der Atemübungen, der Hypnose und der Massagen. Alle diese Techniken haben Sie zu Hause gemeinsam ausprobiert, um sie sicher während der Geburt anwenden zu können. Bleiben Sie offen, wenn Ihre Frau im entscheidenden Moment andere Wünsche äußert, z. B. nicht mehr berührt werden möchte. Sie helfen ihr nur, das zu bekommen, was ihr Körper in diesem Moment von ihr fordert – egal was es ist: eine Berührung, Ruhe, seelischen Zuspruch oder körperliche Stütze.

Alles im Blick behalten. Bieten Sie ihrer Frau Hilfe bei den Entspannungstechniken an, ohne sie zu bedrängen, und bleiben Sie möglichst immer in Sicht – und in Reichweite. Müssen Sie doch einmal kurz den Raum verlassen, kündigen Sie Ihre Abwesenheit vorher an. Sondieren Sie immer wieder das Terrain: Ist alles so, wie es sein soll? Ist alles so, dass meine Frau sich hier wohlfühlen kann? Kann ich irgendwo behilflich sein, ihre Wünsche erläutern, sodass sie sich wirklich nur aufs Gebären konzentrieren kann? Erinnern Sie sie auch daran, regelmäßig auf die Toilette zu gehen, und bieten Sie ihr ab und zu etwas zu trinken an. Sie sehen: Da sein, aufmerksam sein, für eine entspannte Wohlfühlatmosphäre sorgen ist die Devise – dann läuft fast alles andere wie von allein!

Klare Ansagen an die Verwandtschaft

Ist das Baby dann auf der Welt und die ersten, wichtigen Stunden oder Tage mit Kuscheln und Kennenlernen sind verbracht, möchten Sie vielleicht irgendwann eine Geburtsbenachrichtigung an Familie und enge Freunde mailen. Nutzen Sie unbedingt diese Gelegenheit, um unmissverständlich Ihre Wünsche fürs Wochenbett darzulegen, sonst haben Sie erfahrungsgemäß Legionen wohlmeinender Menschen mit dem fünfundzwanzigsten Strampelanzug und dem sechsundsechzigsten Stofftier am Hals, die Ihre arme Familie in der ersten Zeit meist einfach nur stören und außerdem jede Menge fremder, unnützer Keime zu Ihrem Baby schleppen. Besser: Setzen Sie ein Datum, ab wann Sie Besuch empfangen können, machen Sie genaue Besuchszeiten aus, und beginnen Sie bereits jetzt einen Essensplan zu organisieren. Eine tiefgefrorene Lasagne und ein selbstgebackener Kuchen entlastet Sie sinnvoller als eine Armada von Steifftieren, obwohl die natürlich auch sehr süß sind.

Stillen: Falls Sie ein gestilltes Baby haben möchten, und ehrlich gesagt rate ich Ihnen dazu, denn es ist die normale Form der Säuglingsernährung, dann haben das in erster Linie Sie in der Hand. Wie bitte? Sie? Oder doch sie? Nein, SIE haben richtig gelesen: Der entscheidendste Faktor zum Stillerfolg ist nachgewiesenermaßen der Vater. Ist er überzeugter Stillunterstützer, treten alle anderen Faktoren in den Hintergrund. Sätze wie: »Dann gibt's halt doch die Flasche« torpedieren eine Stillbeziehung zuverlässiger als jede suboptimale Beratung oder schlecht geschultes Personal. Lesen Sie also ein gutes Buch wie »Stillen« von Dora Schweitzer und die Sache ist grundsätzlich geritzt. Ehrlich!

Geburtsmassagen

Besondere Massagetechniken oder auch einfach liebevolle Berührungen setzen Wohlfühlhormone frei, die den Geburtsprozess günstig beeinflussen.

Sie müssen keine bestimmte Technik erlernen: Jede Berührung, die Ihnen angenehm ist, und jede Massagetechnik ist selbstverständlich während der Geburt erlaubt, solange Sie sich damit wohlfühlen! Die beliebtesten Stellen für Berührung und sanfte Massage im Verlauf der Geburt sind oberer und unterer Rücken, Schultern, Nacken und Oberarme, aber auch die Hände und Handinnenflächen oder die Oberschenkel. Ein großartiger Trick, um eine stockende Geburt wieder ins Laufen zu bringen ist die Ausschüttung von Liebeshormonen – besonders von Oxytocin. Berühren oder küssen Sie sich erotisch – das muss Ihnen nicht unangenehm sein und Sie können Ihre Geburtsbegleiter dazu auch ruhig aus dem Raum schicken oder sie bitten sich einfach umzudrehen. Ein bisschen Kuscheln ist nämlich viel schöner als ein Wehentropf und durch die Ausschüttung von körpereigenem Oxytocin mindestens genauso ergiebig.

Was fühlt sich gut an, was nicht so sehr?

Probieren Sie einfach schon in der Schwangerschaft verschiedene Techniken aus – Ihr Partner und Sie gewinnen durch Übung nicht nur Sicherheit bei der Massage, sondern können auch wunderbar ein Zeitfenster der Entspannung für Mama & Baby schaffen. Nutzen Sie die Gelegenheit auch gleich, um Ihre Paarkommunikation weiter zu verfeinern: Was fühlt sich gut an, was nicht so sehr? Ankern Sie sich, wie im Kapitel über hypnotische Anker (Seite 52) beschrieben, auf die schönen Berührungen, sanften Massagen und lieben Worte Ihres Partners. Vertrauen Sie auf sich!

Toll sind alle Techniken, die einen geringen Kraftaufwand für Ihren Partner bedeuten und die er leicht auch über einen längeren Zeitraum durchhalten kann. Falls Sie also nicht gerade das Glück haben mit einem ausgebildeten Masseur oder einem Bäcker zusammen zu sein, wird eine Knetmassage für die meisten Menschen nach kurzer Zeit extrem kräftezehrend.

Eine gute Methode sind streichelnde oder streichenden Bewegungen, die mit der flachen Hand mit mehr oder weniger Druck ausgeführt werden. Es ist am angenehmsten, wenn die Bewegung mit Druck vom Herzen wegführt, also den Rücken hinunter, den Arm oder das Bein hinunter mit mehr Druck und dann in einer leichteren, fließenden Bewegung, ohne den Körperkontakt zu unterbrechen, wieder nach oben, um im Anschluss erneut kräftiger mit den Händen abwärtszugleiten. Viele Frauen genießen während der Geburt und manchmal auch schon während der Schwangerschaft einen sanften Druck aufs Kreuzbein, etwa dort, wo der Rücken in den Po übergeht.

Kopfmassage-Spinne

Möglich sind auch Techniken mit entsprechendem Massagezubehör, wie beispielsweise die Kopfmassage-Spinne. Dieses Massageutensil besteht aus Edelstahldraht. Ein Dutzend dünne, etwa zwanzig Zentimeter lange Massagezinken sind an einem Handgriff befestigt. Diese »Spinne« massiert durch leichte Auf- und Abwärtsbewegungen kräftesparend die Kopfhaut.

Fingermassage-Ring

Wenn Sie zarte und fedrige Berührungen mögen, bietet sich ein Fingermassage-Ring an. Dieser Ring besteht aus einem dünnen, meist versilberten Edelstahlgeflecht von wenigen Zentimetern Durchmesser. Das Geflecht erinnert von weitem ein wenig an einen Topfschwamm oder viele, winzige, ineinander verhakte Briefklammern, aber bei näherem Hinsehen erkennen Sie, dass der Edelstahldraht in eine feine Spirale aus winzigen, abgerundeten Dreiecken gebogen wurden. Rollen Sie oder Ihr Partner nun den Ring langsam an einem oder mehreren Fingern hinauf und wieder hinunter, werden die feinen Nerven der

Finger oder auch der Zehen angenehm stimuliert. Ein kribbelndes Gefühl der Entspannung stellt sich ein.

Noppenball

Wenn Sie es etwas kräftiger mögen, möchten Sie vielleicht einen kleinen Noppenball, ersatzweise einen einfachen Tennisball, nutzen, um sich von Ihrem Partner damit sanft oder auch kräftiger den Rücken- und Schulterbereich massieren zu lassen. Durch rollende Bewegungen, die mit dem Handteller ausgeführt werden, verschwinden Verspannungen häufig wie durch Zauberhand.

Massageroller

Alternativ bietet sich auch ein Massageroller an: ein Gerät mit einem ergonomisch geformten Griff, an dem zwei oder vier Gummirollen befestigt sind. Die Anwendung entspricht im Wesentlichen der des Noppenballs, aber durch den Griff haben Sie einen etwas besseren Hebel, andererseits sind die Bewegungen nur in zwei Richtungen möglich.

Bedenken Sie aber, dass dann der direkte Haut-zu-Haut-Kontakt fehlt und Sie das Massagehilfsmittel immer dabeihaben müssen, Ihre Hände dagegen können Sie nicht vergessen, die sind ja zum Glück angewachsen. Machen Sie sich bereit, für die Geburt sehr flexibel zu sein: Manchmal kann eine Massagetechnik, die Sie immer als absolut und wunderbar entspannend empfunden haben, für die Geburt oder eine bestimmte Geburtsphase plötzlich nicht mehr das Richtige sein.

Streichelmassage

Die Streichelmassage klingt zart und weich – und das ist sie auch! Aber sie ist auch unheimlich effektiv, denn das Prinzip dieser Massagetechnik beruht auf der sogenannten »Transkutanen Nervenstimulation«. Durch federleichte Berührungen der Hautoberfläche werden die Nervenbahnen stimuliert, die Signale an das Gehirn weiterleiten und umgekehrt auch Signale vom Gehirn empfangen können. Durch die leichte Art sanfter Stimulation werden die Nervenzellen so programmiert, dass eine betäubungsähnliche Wirkung entstehen kann. Die Stimulation dieser Nervenzellen bringt sehr gute Ergebnisse tiefer Entspannung. Vor allem Endorphine werden durch die Berührung ausgeschüttet, die Ihren Geburtscocktail immer günstig beeinflussen. Viele Frauen genießen die Streichelmassage besonders zwischen den Wellen.

Anleitung für die Streichelmassage

Während der Geburt oder auch zu Hause suchen Sie und Ihr Partner sich zunächst eine bequeme Position, aus der er Ihren Rücken gut erreichen kann. Sie können sich z. B. einfach auf einen Hocker oder einen Gymnastikball setzen oder sich auf den Boden hocken und über einen Gymnastikball oder das Sofa lehnen. Ihr Partner sitzt mittig hinter Ihnen. Er beschreibt mit der Rückseite seiner lockeren Finger eine symmetrische V-Form rechts und links ihrer Wirbelsäule. Ihr Partner »schreibt« jeweils einen Arm des V gleichzeitig mit der linken und mit der rechten Rückseite seiner Hand auf Ihren Rücken. Stellen Sie sich währenddessen vor, wie Wasser aus einem Springbrunnen von der Quelle, wo die Hände sich immer wieder an der Wirbelsäule treffen, hinauf und zu den Seiten sprudelt, bevor es schließlich von der Schwerkraft nach unten und schließlich wieder zum Ausgangspunkt an der Wirbelsäule gezogen wird (deshalb auch Brunnen-V).

Diese V-Form können Sie mal größer, mal kleiner zeichnen und Ihre Finger dabei vom Lendenwirbelbereich bis zu den Halswirbeln hinauf und wieder hinuntergleiten lassen, auch Verweilen an einer Stelle ist natürlich möglich – ganz so wie es Ihnen angenehm ist.

Ergänzen, abwechseln oder variieren können Sie das Brunnen-V mit einer liegenden Acht, dem Unendlich-Zeichen. Beide Hände beschreiben dazu die liegende Acht und gleiten gleichzeitig in der Mitte der Wirbelsäule aneinander vorbei. Wenn es Ihnen schwerfällt, symmetrische Achten zu koordinieren, bleiben Sie einfach bei der V-Form oder beschreiben Sie einfache Kreise statt Achten, das ist ebenso schön.

Federleicht: Wichtig ist bei der Streichelmassage, dass die Berührung federleicht ist, um die entsprechenden Nervenbahnen und die Ausschüttung der Wohlfühlhormone möglichst stark zu stimulieren, und dass die Bewegungen in etwa symmetrisch mit der Wirbelsäule als Spiegelachse ausgeführt werden. Die Hände verlassen die Haut zu keinem Zeitpunkt der Massage, es sei denn natürlich, die werdende Mutter wünscht es. Während der Geburt bietet es sich an, solange es allen Beteiligten angenehm ist, die Rumpfseiten bis hin zu den Brüsten mit einzubeziehen. Übrigens: Die Transkutane elektrische Nervenstimu-

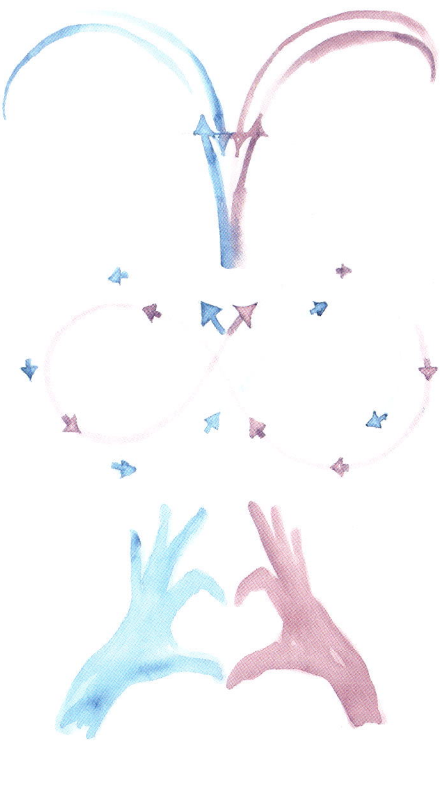

lation mit einem kleinen elektronischen TENS-Gerät, das entfernt an einen Walkman erinnert, ist in Deutschland bei bestimmten Indikationen eine Leistung der gesetzlichen Krankenkassen.

Rebozomassage

Als Rebozo bezeichnet man ein traditionelles mexikanisches Tuch, das sich wundervoll für eine sehr kraftsparende und angenehme Massage eignet. Sie benutzen einfach ein Tragetuch, einen breiteren Schal oder jede andere Stoffbahn. Wichtig ist nur, dass der Stoff stabil ist und bei Belastung nicht zerreißt.

Anleitung für die Rebozomassage

Stellen Sie sich Ihrem Partner gegenüber, sodass zwischen Ihren Bäuchen mehrere Handbreit Abstand liegen. Ihre Füße stehen jeweils etwa schulterbreit auseinander. Wichtig ist vor allem, dass Sie beide einen sicheren Stand haben. Nun nimmt Ihr Partner das Tuch und schlingt es etwa auf Kreuzbeinhöhe oder wo auch immer Ihnen der Druck angenehm ist, um Sie herum, ohne die Tuchbahn zu verdrehen. Sie stehen jetzt in einem Halbkreis aus Tuch und Ihr Partner hält die Tuchenden in der rechten Hand. Die Finger seiner linken Hand spreizt er nun leicht auseinander, fährt mit den Fingern mehrmals durch die Falten des Tuches und zieht in einer kämmenden Bewegung die Tuchbahn glatt. Dieses Kämmen wiederholt er auch auf der anderen Seite am zweiten Tuchstrang, bis das Tuch gleichmäßig fest um Sie herumliegt. Wichtig ist, dass Ihr Partner das Tuch immer unter leichter Spannung hält, nicht fest, eher wie ein weiches Gummiband, das man am Zurückschnellen hindern möchte. Unter eben dieser leichten Spannung führt er nun die Tuchenden hinter seinem Rücken zusammen und verschließt sie mit einem Doppelknoten.

Das Tuch hält Sie beide

Das Tuch umgibt Sie beide nun wie ein geschlossener Kreis und Sie lehnen sich beide vorsichtig zurück, sodass Sie gegenseitig Ihr Gewicht halten. Es ist kein Problem, wenn der Gewichtsunterschied groß ist, der leichtere lehnt sich entsprechend weiter zurück. Schon ohne zusätzliche Bewegungen ist der leichte Druck auf die Wirbelsäule meist sehr angenehm. Probieren Sie kleinere und größere, kreisende und schaukelnde Bewegungen aus, je nachdem, was sich für Sie gut anfühlt. Experimentieren Sie auch mit der Höhe des Rebozos: Statt um den unteren Rückenbereich kann man das Tuch auch um die Schulterpartie legen. Statt das Tuch zu verknoten, kann Ihr Partner das Tuch auch mit den Händen halten, z. B. während Sie auf dem Pezziball sitzen. Trauen Sie sich! Man kann nichts weiter dabei falsch machen, solange Sie sanft vorgehen. Manchen Frauen hilft es unter der Geburt sehr, im Gesicht des Partners während der Geburt

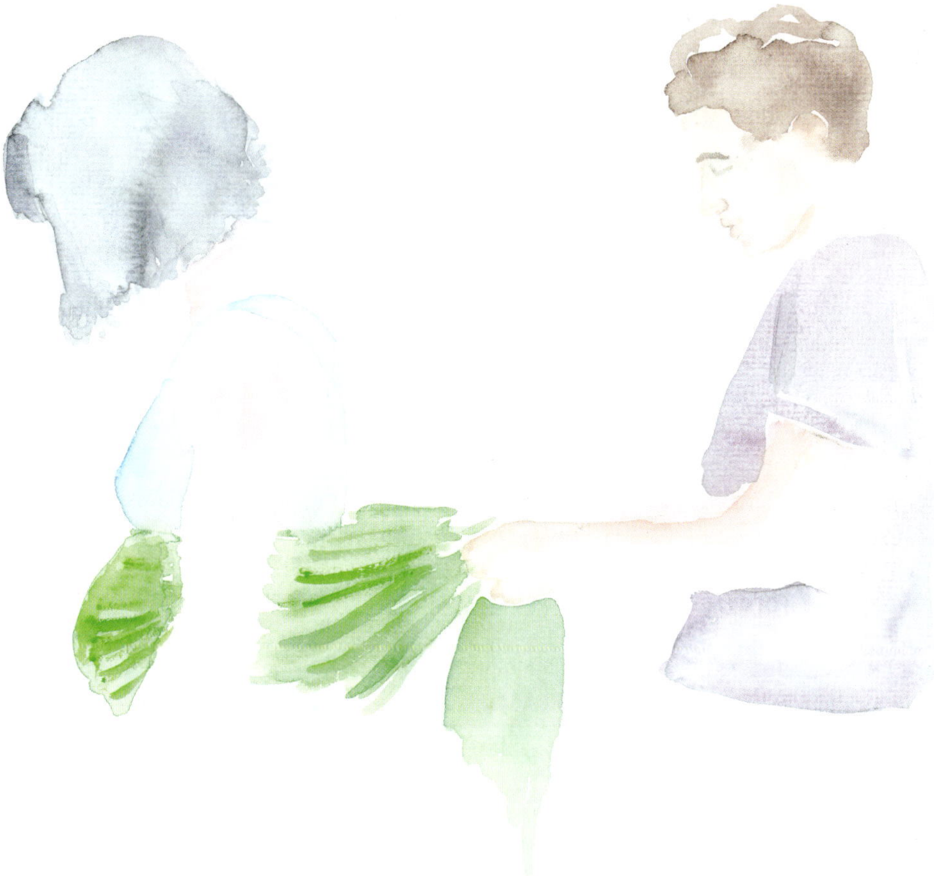

einen Fixpunkt zu finden. Dann eignet sich diese Rebozovariante besonders gut.

Einen Rebozo gibt's auch in vielen Kreißsälen, meist in Form eines Tragetuches, das an einem Deckenhaken als Schlaufe herunterhängt. Es erlaubt eine aufrechte und damit kräftesparende Geburtsposition. Die Zugwirkung des Rebozos macht die Wellenbewegungen noch effektiver und vermeidet stressiges und kräftezehrendes »Powerpressen«.

Tragetuch: Falls Sie von der Rebozomassage begeistert sind, gönnen Sie sich doch jetzt schon ein gewebtes Tragetuch, das wird Ihnen auch nach der Geburt noch sehr zugutekommen.

Das Baby hilft mit – Bindung gezielt fördern

Fast alles dreht sich in diesem Buch um die Geburt. Und trotzdem ist die Geburt nur ein erster Einschnitt in einem bereits viel länger andauernden Prozess: der Entstehung des Lebens.

So genau, wie wir die Abläufe im Mutterleib inzwischen mit verschiedensten Instrumenten durchleuchten können – die Frage »Wo beginnt und wo endet Leben?« ist eine ethisch-philosophische, weniger einer naturwissenschaftliche. Ultraschallaufnahmen oder Fruchtwasserpunktionen helfen uns vielleicht bei der Diagnostik von Krankheiten, aber die Frage: »Was ist Leben?« wird mit rein technischen Methoden für immer unbeantwortet bleiben müssen.

Besonders die Mutter spürt häufig schon früh eine Verbindung zum Baby. Zu einem Zeitpunkt, wo alle Welt noch von »Embryo« spricht, dessen Bewegung man noch nicht spürt und der in einem seltsam neutralen Raum zwischen Leben und Tod schwebt, fühlen die allermeisten Mütter, und auch viele Väter, schon eine Verbindung zum Baby: Sie malen sich aus, wie das Leben mit dem Baby sein wird, stellen Mutmaßungen über das Geschlecht an oder machen sogar schon ganz konkrete Pläne für Geburt, Wochenbett und die Zeit danach. Trotzdem gilt es derzeit beinahe als ungeschriebenes Gesetz, dass die Schwangerschaft erst mit einer Schwangerschaftsdauer von etwa drei Monaten nach außen bekannt gegeben werden »darf«. Die Idee dahinter scheint auf den ersten Blick zu sein, dass das Fehlgeburtsrisiko nach der 12. Schwangerschaftswoche deutlich sinkt.

Der Kausalzusammenhang ist mir bis heute nicht ganz klar geworden, denn das Risiko bliebt ja gleich, egal, ob man die Schwangerschaft vorher verkündet hat oder nicht. Es wäre also sinnvoll – und dazu kennt sich selbst jeder wohl am besten –, dass man Freunden und Verwandten die Schwangerschaft verschweigt, wenn man nach einer Fehlgeburt nicht über den Verlust reden und nicht getröstet werden möchte.

Verbindung zum Baby: Wie auch immer Ihre ganz persönliche Entscheidung dazu ausfällt, wann, wie und wem Sie von Ihrer Schwangerschaft berichten, bedenken Sie, dass es keinen allgemein gültigen »richtigen« Zeitpunkt gibt und dass zu jedem Zeitpunkt in der Schwangerschaft genauso wie im gesamten weiteren Leben Ihres Kindes medizinische Probleme auftauchen könnten. Entscheidend ist, dass es erst einmal grundsätzlich wahrscheinlicher ist, ein gesundes Kind zu haben! Nutzen Sie die Ultraschalluntersuchungen (mehr als drei sind bei einer gesunden Frau übrigens nicht vorgesehen) zur medizinischen Versorgung und nicht in erster Linie zum Bindungsaufbau – dafür gibt es viele andere schöne Möglichkeiten, die ich Ihnen in diesem Kapitel vorstellen möchte.

Von Mäusen und Menschen

Woher will man eigentlich wissen, dass das Baby nicht doch nur ein tumber Zellhaufen ist, bis es endlich geboren wird? Eine anthropomorphe Masse. Niedlich? Ja, schon. Aber mit komplexen Gefühlen ausgestattet, einem Willen und der Möglichkeit, mit der Welt zu kommunizieren und zu interagieren? Wirklich …? Und doch: Mütter auf der ganzen Welt nehmen ganz intuitiv Kontakt zum Bauchbaby auf, sobald sie von der Schwangerschaft erfahren. In einigen Gegenden Süd- und Mittelamerikas ist es z. B. üblich, dass die Dorfgemeinschaft die werdende Mutter auf einen Spaziergang durch die Region mitnimmt und mit lauter Stimme Orte und Bewohner beschreibt, auf die das Baby nach der Geburt treffen wird.

Vorgeburtliche Bindung

Die Intuition der Eltern, besonders der Mütter, war der medizinischen Forschung schon immer Lichtjahre voraus. Bis in die 80er-Jahre hinein dachte man z. B., das Nervensystem von Früh- und Neugeborenen sei noch nicht ausgereift genug, um Schmerz zu empfinden. Besorgte Eltern wurden damit abgewimmelt, dass die Reaktionen auf die Außenwelt reine Reflexe seien. Zum Glück ist das vorbei! Und es wird Zeit, dass die Beweislast umgekehrt wird: Wer kann beweisen, dass die Zeit im Bauch nicht weiter wichtig ist, ein Neugeborenes ein unbeschriebenes Blatt?

Das Mäuse-Experiment
Die beiden Neurowissenschaftler John Crabbe und Tamara Phillips machten eine spannende Entdeckung, als sie den Einfluss des mütterlichen Verhaltens auf Mäusebabys untersuchten. Zunächst suchten sie Mäuse, die sich durch besonders gute Muttereigenschaften hervortaten, und tauschten deren Würfe mit denen anderer Mäuse mit besonders schlechten Muttereigenschaften. Ergebnis: Später wiesen die Mäusebabys das Brutpflegeverhalten Ihrer biologischen Mütter auf – nicht das ihrer Ziehmütter. Die beiden Forscher gaben sich mit diesem Ergebnis allerdings nicht zufrieden und tauschten in einem nächsten Schritt bei sonst gleichem Versuchsaufbau die Mäuseembryonen zu einem frühen Zeitpunkt der embryonalen Entwicklung in den Mäusebäuchen aus. Das erstaunliche Ergebnis: Obwohl die Mäuse ja weiterhin die Gene Ihrer biologischen Mütter hatten, nahmen sie im weiteren Leben die Brutpflegeeigenschaften der austragenden Mutter an.

Nun sind Menschen keine Mäuse. Und wer eine miese Mutter, eine miese Schwangerschaft oder beides hatte, darf

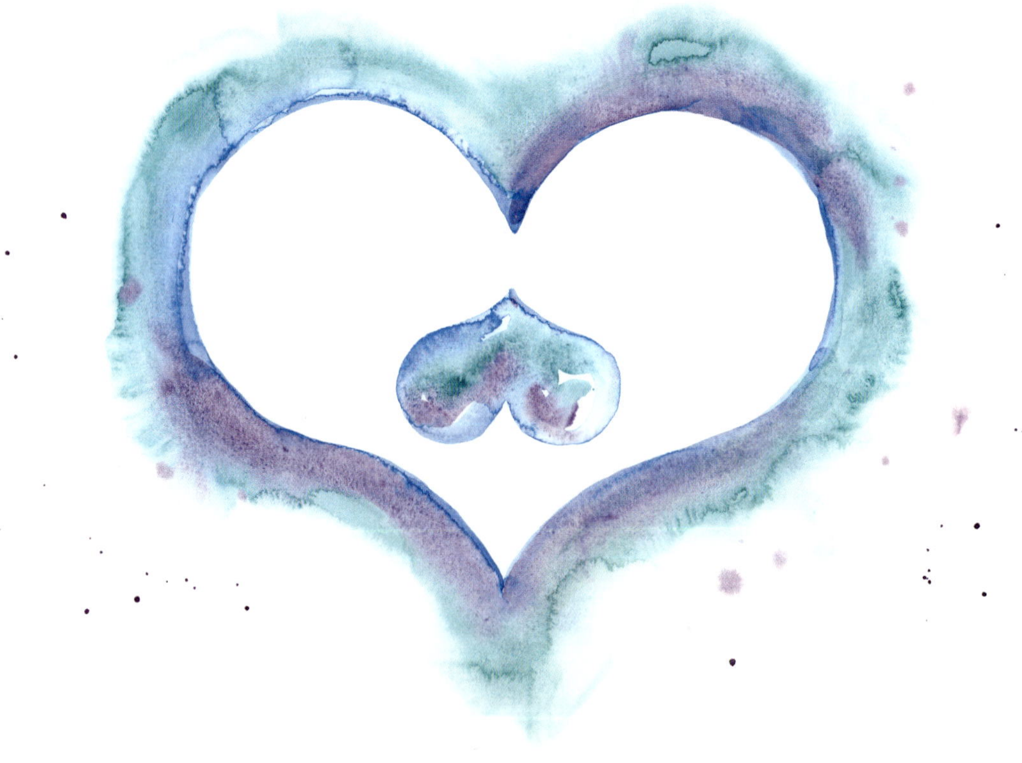

in der sicheren Gewissheit leben, dass wir unserer Genetik und unserer Epigenetik nicht schicksalhaft ausgeliefert sind. Dennoch bietet uns die Zeit der Schwangerschaft eine wunderbare Gelegenheit, Kontakt mit dem Baby aufzunehmen. Wer schon in der Schwangerschaft eine enge Bindung zum Baby pflegt, der wird auch während der Geburt feststellen, dass das Baby mithilft, seine Geburt leicht und schön zu machen.

Babyflüstern

Das Konzept der Haptonomie ist besonders in Frankreich sehr verbreitet und ermöglicht Bindung und Kontakt zum Baby im Bauch durch sanfte Berührungen. Eine ausgebildete Haptonomin leitet die Eltern, besonders den Vater, dazu an, mit dem Baby zu kommunizieren, und es ist ganz erstaunlich, wie das Kind aus dem Bauch heraus »antwortet«. Leider ist diese Methode in Deutschland noch wenig verbreitet, aber schauen Sie mal an einem Geburtshaus in Ihrer Nähe, dort haben Sie besonders häufig Glück und finden eine speziell ausgebildete Hebamme.

Auch hypnotisch kann man sehr schön »Babyflüstern«. Dazu wird eine in Geburtshypnose geschulte Hypnotiseurin Sie auf eine innere Reise zu Ihrem Baby begleiten. Eine Reise, die Sie natürlich auch selbstständig antreten oder nach Belieben wiederholen können. Sie werden sehen, wie Ihr Baby auf die Ansprache reagiert und wie die vorgeburtliche Kommunikation Ihnen allen während der Geburt zugutekommt.

Erinnerung an den Babybauch: Sehr verbreitet ist auch inzwischen das Bauchgipsen oder Bauchbemalen: Eine Gipsabdruck oder ein Foto einer hübsch gestalteten Kugel ist nicht nur eine wunderschöne Erinnerung, sondern auch ein tolles Gemeinschaftsprojekt für Sie und Ihren Partner.

Schwangerschaftstagebuch und Co.

Achten Sie in jedem Fall darauf, was wirklich zu Ihnen passt, dann sind die Möglichkeiten schier unendlich: Tagebuch führen, einen Brief ans Baby schreiben und bis zum 18. Geburtstag verwahren, Fotos machen, Videos drehen: Seien Sie kreativ! Eine Mutter aus meinen Kursen nahm sich jeden Tag einige Minuten Zeit, um dem Baby Kinderlieder auf dem Klavier vorzuspielen. Sie hatte eigentlich schon immer mal wieder regelmäßiger spielen wollen, aber immer waren andere Dinge wichtiger gewesen: So war ihre Auszeit gekoppelt an die besondere Bindungszeit fürs Baby.

Der perfekte Geburtstag

Am Anfang Ihrer Schwangerschaft wurde der Geburtstermin ausgerechnet. Dieses magische Datum steht in Ihrem Mutterpass und je näher er rückt, desto ungeduldiger werden Sie.

Der errechnete Geburtstag Ihres Babys ist fast zehn Monate lang das Maß aller Dinge, das Alpha und das Omega, der Mittelpunkt Ihres Universums, um den sich alles zu drehen scheint. Scheint. Denn in Wirklichkeit ist der errechnete Geburtstermin lediglich eine Wahrscheinlichkeitsangabe, ein Zeitraum. Geben Sie Ihrem Baby die Zeit, die es braucht, um sich seinen Geburtstag selbst auszusuchen, wenn nicht wirklich Gefahr im Verzug ist. Geburten mit natürlichem Beginn sind viel schmerzfreier, leichter und komplikationsloser. Falls Sie Ihr Baby locken möchten, greifen Sie auf keinen Fall zum selbstgebrauten Rizinuscocktail – das ist ohne engmaschige medizinische Begleitung lebensgefährlich, auch wenn die Zutaten frei verfügbar sind.

Geduld und loslassen

Meist ist das Geheimnis nur: Geduld und das innere Loslassen, das Baby freizugeben dafür, geboren zu werden, denn die Signale reisen zwischen Ihnen und dem Baby hin und zurück. Ein gutes Babylockmittel ist darüber hinaus Parmigiana di melanzane. Wenn das magische Datum verstrichen ist und Sie das dringende Bedürfnis haben, Ihr Baby zu locken, schnallen Sie sich die Schürze um Ihre Kugel und los geht's! Der Hintergrund ist folgender: Im US-Bundesstaat Georgia gibt es das Scalinis, ein typisches »Family Italian Restaurant«. Insgesamt haben innerhalb der letzten 25 Jahre über 300 Frauen innerhalb von 48 Stunden, nachdem sie bei Scalinis »Eggplant Parmigiana« gegessen haben, ihre Kinder zur Welt gebracht.

Der reichhaltige Auflauf aus Auberginen, Tomatensauce und Käse ist vor allen Dingen dann ein effektives Babylockmittel, wenn Sie das Einkaufen der Zutaten und die gemeinsame Zubereitung als Event zelebrieren und so eine innere Geburtsbereitschaft erreichen. Sie finden zahlreiche englischsprachige Berichte und Babyfotos in der »eggplant babies gallery« direkt auf der Homepage des Restaurants unter www.scalinis.com. Wir durften das Rezept exklusiv ins Deutsche übersetzen.

Parmigiana di melanzane

Für die Auberginen:
3 mittelgroße Auberginen • Salz • 125 g Mehl • 6 verquirlte Eier • 500 g Paniermehl • Olivenöl • 60 g geriebener Pecorinokäse • 60 g geriebener Parmesankäse • 250 g Ricotta
Für die Sauce:
100 g Zwiebeln, gehackt • 3 TL Olivenöl • 2 TL Knoblauch, fein gehackt • 2 kg geschälte Tomaten in Stücken (frisch oder aus der Dose) • 1 Handvoll gehackte Petersilie (frisch oder tiefgefroren) • 1 TL Oregano • 1 TL gemahlener roter Pfeffer • einige Blätter frisches Basilikum • 1 Prise Thymian • 1 Prise Rosmarin • 1 TL Salz • 1 TL schwarzer Pfeffer
Zum Überbacken:
250 g Mozzarella, in dünnen Scheiben

- Auberginen waschen und in ½ cm dicke Scheiben schneiden. Die Auberginenscheiben auf einer Lage Küchenkrepp ausbreiten, mit etwas Salz bestreuen und dann mit einer weiteren Lage Küchenkrepp abdecken. Anschließend mit Telefonbüchern oder Ähnlichem beschweren. 1 Std. stehen lassen, damit die überschüssige Feuchtigkeit austritt.

- Für die Sauce Zwiebeln einige Min. in der Pfanne im Olivenöl anbraten. Knoblauch hinzufügen und 1 weitere Min. braten. Tomaten dazugeben und kurz aufkochen, dann Hitze herunterschalten. Verbleibende Saucenzutaten hinzufügen, umrühren und zugedeckt 1 Std. köcheln lassen. Ab und zu umrühren.

- Auberginenscheiben mit Mehl bestäuben, durch die verquirlten Eier ziehen und im Paniermehl wälzen. In einer vorgeheizter Pfanne in reichlich Olivenöl goldbraun braten. Den Backofen auf 180–200 Grad (Ober-/Unterhitze) vorheizen.

- Auberginenscheiben abwechselnd mit Tomatensauce, Pecorino, Parmesan und Ricotta in eine Auflaufform schichten, bis die Form bis knapp unter den Rand gefüllt ist. Zuletzt mit den Mozzarellascheiben belegen und ca. 25 Min. im heißen Ofen bei 180–200 Grad backen.

- Idealerweise vor dem Servieren 10 Min. ziehen lassen.

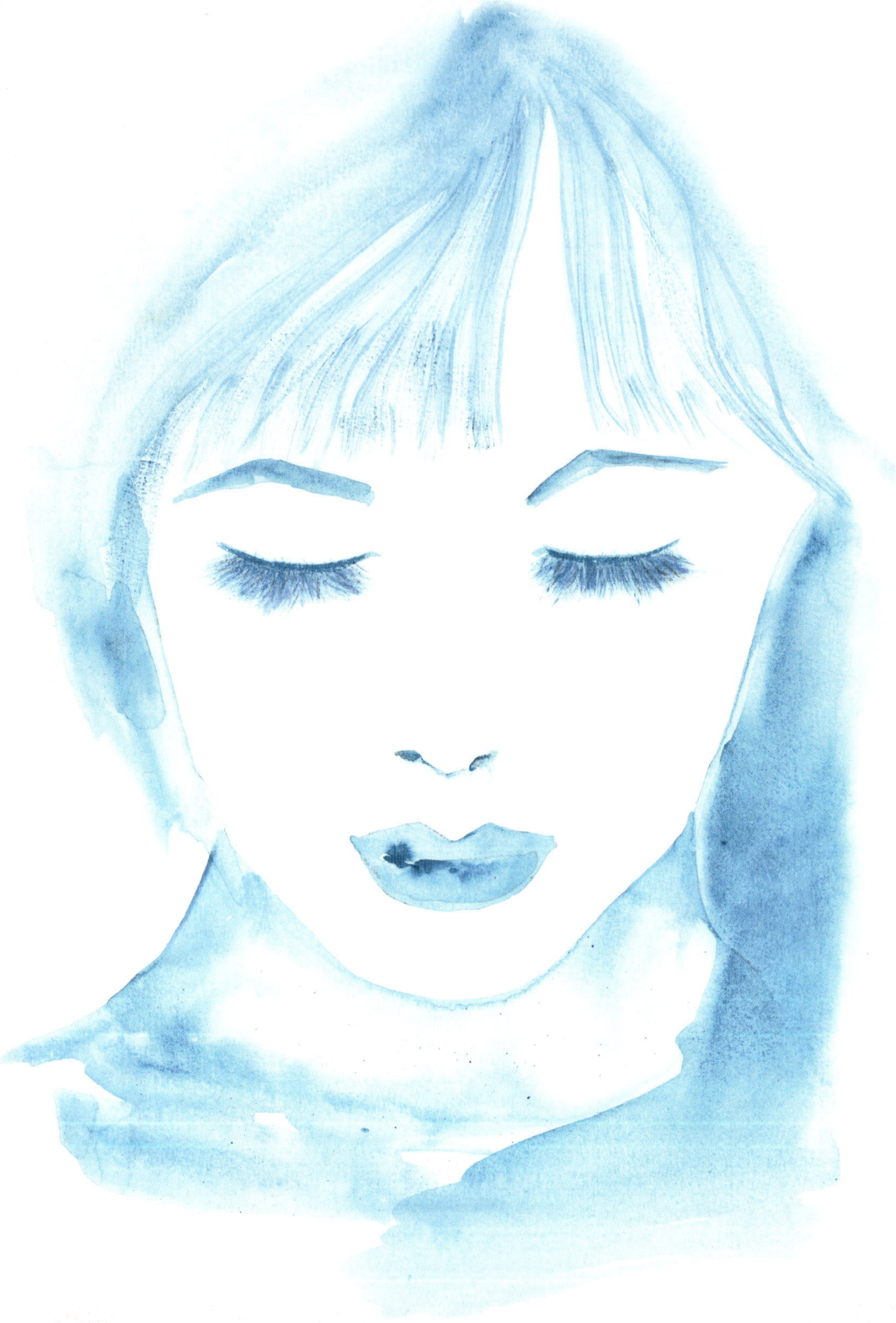

Frei und sicher für eine schöne Geburt

Nun können wir endlich starten, Ihre einzigartige, wunderschöne Geburt zu planen! Aber halt – sagt man denn nicht, man könne eine Geburt gar nicht planen?

Die Flussfahrt: Ihre Geburtsreise

Die Flussfahrt ist eine Hypnosesitzung, die Sie auf der beiliegenden CD finden. Viele Eltern fragen sich: Wie wird die Geburt sein? Was werde ich fühlen?

Was genau wird sich während der Geburt abspielen? Diese Gedanken fangen manchmal an, sich im Kreis zu drehen oder seltsame Blüten zu treiben. Man sucht Erfahrungsberichte bei Freunden oder auch im Internet und doch bringen einen die Geschichten häufig gar nicht näher an das Wunder der Geburt. Die Flussfahrt ist eine Geburtsparabel: eine kleine Erzählung, eine Geschichte, an der Sie durch Hypnosetechniken persönlich als Hauptcharakter teilnehmen können. Und in dieser Geschichte wird die Geburt als Reise in ein greifbares Bild – die Reise über einen Fluss – übersetzt. In Hypnose, also in tiefer Entspannung, macht unser Geist keinen Unterschied mehr zwischen den Gefühlen und Erlebnissen, die wir wirklich hatten und denen, die durch innere Bilder und Vorstellungen in uns ausgelöst wurden. Das ist das große Hypno-Geheimnis!

Sich öffnen für das Geburtsgeschehen

Die Flussfahrt wird Ihnen helfen, sich für das Geburtsgeschehen zu öffnen, es nachzuvollziehen und schließlich auf Ihre wirkliche Geburt zu übertragen. Sie haben die Geburtsreise dann schon einmal gemacht, Sie sind gut vorbereitet auf das Auf und Ab der Wellen und lernen sich selbst kennen. Sie können ein klareres Bild haben von der Herausforderung, der Sie sich mit gutem Gefühl stellen können.

Das Besondere an der Flussfahrt ist die Interaktivität der Übung, denn obwohl es ein festgelegter Text von der CD ist und es damit natürlich nicht die Möglichkeit gibt, wie in einer Live-Hypnosesitzung, individuell auf Sie als Klientin oder Klienten einzugehen, können Sie auf Ihrer Reise den Fluss hinab verschiedene

Geschenke sammeln. Manche Menschen sammeln Abstraktes wie Gefühle oder Töne. Aber bei noch mehr Menschen sind es wirkliche Dinge, die sie im Laufe der Reise finden und häufig sind es Dinge, die sich tatsächlich besorgen lassen.

Stein als Anker

Die interessanteste Geschichte, die mir bei einer Klientin mit der Flussfahrt passiert ist, war folgende: Wir hatten in der dritten Kurssitzung die Flussfahrt durchgenommen und in der nächsten Woche fragte ich, ob irgendjemanden etwas Besonderes passiert sei, ob es etwas Neues gebe, Fragen oder etwas anderes, was jemand teilen möchte. Nun meldete sich eine sehr toughe (und völlig unesoterische) junge Mathelehrerin zu Wort und erzählte, sie habe neulich während der Flussfahrt einen durchsichtigen Bergkristall in ihrer Schale gefunden. Am nächsten Tag habe ihre Kollegin genauso einen Stein aus ihrer Schreibtischschublade geholt und ihr geschenkt. Der solle ihr Glück für die Geburt und das Leben mit ihrem Kind bringen. Nun wissen wir alle, Sie und ich, und die Mathelehrerin weiß das natürlich auch, dass das ein reiner, wenn auch romantischer Zufall gewesen sein kann. Nichtsdestotrotz recherchierte sie zu den die Eigenschaften dieses Steins, dem je nach Weltanschauung eine ausgleichende und entspannende Wirkung zugeschrieben wird. Ihr gefiel diese Metapher und sie nutze den Stein als Anker für ihre Geburt. Schön, oder? Und wie unglaublich überflüssig die Frage: Ist es wirklich so? Entscheidend ist nur, dass Sie ein gutes Gefühl in sich auslösen können.

Wehen verwandeln sich in Wellen

Die Flussfahrt arbeitet auch sehr stark mit dem Bild der Wellen, das Sie schon im Kapitel über Sprachmagie (Seite 29) kennengelernt haben. Die gefürchteten »Wehen« verwandeln sich in Wellen, die Sie zu hren Gunsten nutzen können, solange Sie nicht versuchen dagegen anzusteuern. Manche Menschen lieben das Geräusch von Wellen oder Wasser während ihrer Geburt – ein kleiner Zimmerbrunnen oder eine CD mit Naturgeräuschen – haben Sie den Mut Ihren Geburtsraum so zu gestalten, wie Sie sich darin am wohlsten fühlen. Je wohler Sie sich fühlen, desto leichter können Sie entspannen!

Arbeitsbogen: Blockaden lösen

Indem Sie sich Ihrer negativen Gefühle, die Ihre Geburt behindern können, bewusst werden, können Sie sie leichter loslassen.

Nehmen Sie sich Zeit, um sich alle Sorgen und behindernden Gedanken, besorgniserregenden Situationen und Probleme bewusst zu machen, die direkt oder indirekt mit Ihrer Geburt zusammenhängen und Sie belasten. Schreiben Sie alles ausführlich oder nur als kurze Stichpunkte über den Zeitraum von etwa einer Woche auf und bewerten Sie die Punkte anschließend mit Schulnoten von 1 bis 6. Die Note 1 beschreibt die leichteste Sorge und 6 eine sehr schwerwiegende.

Wichtig ist, dass Ihr Partner diese Übung ebenfalls für sich macht. Nehmen Sie sich anschließend Zeit, und besprechen Sie anhand Ihrer Notizen Ihre Sorgen und Ängste und wie Sie die Probleme lösen und was Sie dazu tun könnten, gut für sich und Ihr Kind zu sorgen.

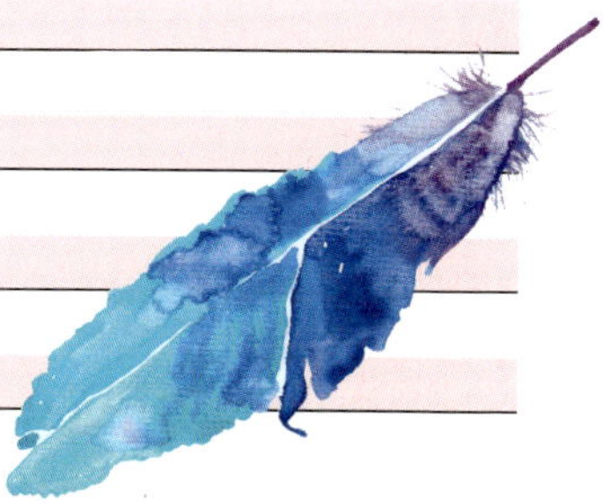

Blockadenlösung: die zauberhafte Waldlichtung

Mithilfe dieser Fantasiereise können Sie Geburtsblockaden und störende Gefühle sanft auflösen.

Wie beim Kraftort (Seite 61) liest Ihr Partner oder eine andere Person, der Sie vertrauen und die Ihnen nahesteht, die Übung vor. Selbstverständlich können Sie jederzeit etwas daran verändern, falls Passagen oder Formulierungen nicht zu Ihnen passen.

Ist es nicht schön, dich ganz entspannt auf die Geburt deines Babys vorzubereiten? Und je entspannter du bist, je mehr du loslässt, desto entspannter wird auch deine Geburt sein. Vielleicht spürst du aber in manchen Momenten, an manchen Tagen noch die Last negativer Gedanken, Empfindungen, die dich beschweren und die du jetzt gern endgültig loslassen möchtest. Du möchtest lieber ständig voller Freude auf die Geburt deines Babys blicken? Dann lade ich dich ein, mit mir einen wunderschönen Waldspaziergang zu unternehmen, einen Spaziergang zu einer ganz besonderen Lichtung, wo du dich von allen Gedanken, Empfindungen und Bildern trennen darfst, die dich belasten und beschweren und die du für deine Geburt nicht gebrauchen kannst. Schließ einfach die Augen und folge mir mit deinen Gedanken in einen wunderschönen, grünen Spätsommerwald.

Dieser Wald ist irgendwo weit außerhalb. Riesige Bäume mit dicken, knorrigen Stämmen spenden mit ihrem dichten Laubwerk Schatten. An manchen Stellen fallen Lichtstrahlen durch das Blätterdach und tanzen als helle Sonnenflecken über den weichen Waldboden. Zarte Blumen wachsen am Fuß der höchsten Bäume, Farne und Moose erstrecken sich wie eine wundervolle Decke, so weit du durch die Bäume blicken kannst. Du lauscht auf die Geräusche des Waldes: In der Ferne hörst du zartes Vogelzwitschern, in den majestätischen Baumkronen flüstert leise der Sommerwind. Zwischen mit Flechten bewachsenen Steinen und einigen niedrigen Pflanzen und Gräsern, die sich dicht

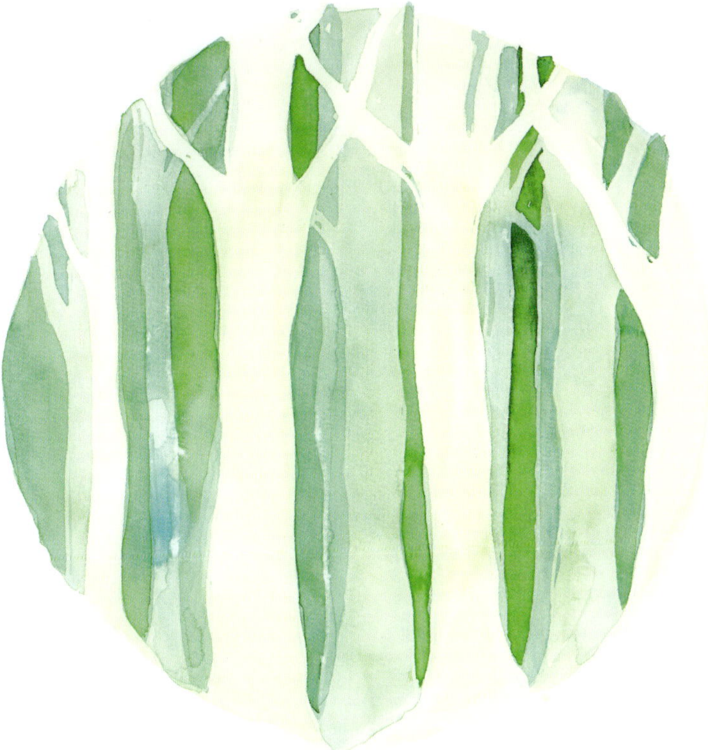

an den Waldboden schmiegen, erkennst du einen kleinen Pfad und beschließt ihm zu folgen. Du genießt bei jedem Schritt den federnden Waldboden unter deinen Füßen, genießt den Duft des Waldes, diesen besonderen Duft: kräftig und frisch, die würzige Note schon lange abgefallener Blätter, Nadeln und leicht feuchter Erde, die das Ruhepolster dieses Waldes bilden, und die sanfte Brise, die du auf der Haut spürst, aufgeladen vom lebendigen Wachsen und Werden des frischen Grüns, das überall sprießt.

So einladend ist dieser wunderbare Wald, dass du kaum bemerkst, wie zügig du auf dem schmalen Pfad vorankommst. Du gehst weiter und weiter, immer tiefer in diesen schönen Wald, der dein Freund ist, der dich willkommen heißt, wo du ganz du sein kannst. Du füllst dich, deine Lungen, deinen Bauch mit dieser frischen, reinen Waldluft. Jeder Atemzug, jeder Schritt macht dich freudiger, zuversichtlicher und immer entspannter. Und wie du weiter so dahingehst auf deinem Pfad, bemerkst du, dass etwas mehr Feuchtigkeit in der Luft zu liegen scheint. Fast, als ob eine Wasserquelle in der Nähe sei. Frischer ist die Luft und noch angenehmer. Auch der Waldboden wird federnder und nachgiebiger, scheint immer mehr mit der Feuchtigkeit eines nahen Wassers durchtränkt. Nun nimmst du auch ein neues Geräusch wahr: das entfernte, leise Rauschen von Wasser.

Auch die Pflanzen verändern sich ein wenig, die Farngewächse werden mehr und größer, die Bäume stehen nun in zunehmend größerem Abstand, können nun ihre dicken Äste, ihre mächtigen Krone weit, weiter zu allen Seiten ausstrecken. Und wie du so durch den lichter werdenden Wald schlenderst, wird das Rauschen mit jedem Schritt, den du den Pfad entlanggehst, immer deutlicher. Und jetzt, jetzt stehst du am Rand einer wunderschönen Lichtung: Ein kleiner Wasserfall, gerade hoch genug, dass man darunter eine Dusche nehmen kann, fällt ein Stück hinab in einen kristallklaren Teich. Die Sonne spiegelt sich auf dem Wasser und wirft wunderschöne, regenbogenfarbene Reflexe zurück auf das umliegende Ufer. Irgendwo am anderen Ende des Teichs fließt das Wasser weiter in einen kleinen Bach. Über Teile des Teiches ragen die großen Bäume und spenden Schatten. Zauberhaft sieht das Wasser dieses Teiches aus – und das ist es auch wirklich! Dieses besondere Wasser hat die Fähigkeit, dich von allen Gefühlen, Gedanken und Bildern reinzuwaschen, die deine wunderbare, entspannte Geburt blockieren. Es hat die Kraft, alle Blockaden, die du loslassen möchtest, von dir zu waschen und mit dem kleinen Bach in die Ferne fließen zu lassen.

Du fühlst dich von dem Wasser angezogen, möchtest endlich ein Bad darin nehmen und freust dich dabei, bald frei zu sein von all den lästigen Dingen, die dich vielleicht noch daran hindern können, dass deine Geburt zu der großartigen Erfahrung werden darf, wie sie für dich und dein Baby vorgesehen ist. Versuchsweise tauchst du einen Fuß ins Wasser und genießt die absolut perfekte und angenehme Temperatur des Wassers. Du beschließt, zum Wasserfall zu waten. Das seidige Wasser umgibt deinen Körper und hüllt dich ein, du kannst hier wundervoll entspannen und spürst schon die Wirkung des Wassers, wie es beginnt, dich innerlich und äußerlich zu befreien. Als du am Wasserfall angekommen bist, begibst du dich direkt darunter. Das herabfallende Wasser hat dieselbe angenehme Temperatur. Du genießt es, wie das Wasser über deine Stirn fließt, über dein Gesicht, dein Haar, deinen Hals. Du entspannst immer mehr, und genießt das Gefühl des herabströmenden Wasser wie eine wundervolle Massage auf deinen Schultern, bevor das Wasser deinen restlichen Körper hinabläuft, jeden Zentimeter deiner Haut erreicht.

Du spürst, wie das fließende Wasser sanft und gründlich alle Blockaden einfach von dir wäscht. Das Wasser fließt und fließt, ganz sanft über dich. Vom Scheitel bis zu den Zehen strömt die reinigende Kraft des Wassers und du spürst, wie du alle Bedenken, Bilder, negativen Gefühle einfach gehen lassen kannst.

Wirf einmal einen Blick nach unten: Dort, wo das Wasser von dir rinnt, hat es eine ganz andere Farbe angenommen. Irgendwie trüber. Beobachte für einige Momente das ablaufende Wasser und sieh dir die Farbe genau an. Vielleicht verrät dir die Beschaffenheit des Wassers etwas über die gelöste Blockade oder vielleicht kannst du im Wasserspiegel sogar Bilder erkennen von dem, was du schon weggewaschen hast.

Immer noch mehr und mehr Wasser regnet von oben über dich, über deine Haut, über deinen Körper – und vielleicht fallen dir noch mehr Dinge ein, die du nun einfach in die Ferne fließen lassen möchtest. Jetzt hast du die Gelegenheit dazu. Bleib unter dem Wasserfall, bis das Wasser zu deinen Füßen wieder kristallklar geworden ist. Nimm dir Zeit. Beobachte, wie das Wasser immer klarer und klarer wird. Immer klarer. Jetzt sind schon fast alle Eintrübungen verschwunden. Sieh genau hin: Gleich ist es wieder kristallklar!

Nimm jetzt wahr, wie das Wasser ganz klar geworden ist und deine weggewaschenen Blockaden einfach davonfließen. Der Bach trägt sie davon. Dorthin, wo sie dich nicht mehr belasten und beschweren können. Sie fließen mit dem kleinen murmelnden Bach weiter in einen großen, breiten Fluss. Der große Fluss wird immer noch breiter und fließt immer schneller. Und jetzt, jetzt spült er das trübe Wasser in reißender Geschwindigkeit ins große weite Meer. Die Blockaden lösen sich in der Weite des Ozeans einfach auf und werden hinter den Horizont getragen.

Betrachte noch einmal das Wasser zu deinen Füßen: Du siehst, dass es wieder kristallklar ist.

Du bist jetzt vollkommen frei.

Frei von den Dingen, die dich belastet und blockiert haben.

Frei von den Einflüssen, die dich bisher abgehalten haben, deine schöne, einfache und leichte Geburt zu erreichen. Frei von den Denkmustern, die dich daran gehindert haben, dass du so gebären kannst, wie du es dir wünschst.

Wenn du bereit bist, dann tritt nun aus dem Wasser hinaus und genieße diesen gereinigten und frischen Zustand ... du bist fröhlich, zuversichtlich und völlig entspannt. Du bist bereit, die Waldlichtung und den Wald zu verlassen, denn du weißt, du kannst jederzeit hierher zurückkehren. Hör nun einfach auf meine Stimme, wie ich bis drei zähle, um wieder in deiner Realität anzukommen:

1 – Nimm die neugewonnene Leichtigkeit mit ins Hier und Jetzt. Spür, wie du langsam wieder in diesem Raum ankommst.

2 – Du stehst jetzt wieder vollständig in deinem Wachbewusstsein.

3 – Du öffnest deine Augen und fühlst dich großartig!

Der Geburtsplan und die Geburtswunschliste

Verabschieden Sie sich vom Besser-Schlechter-Denken: Vaginale Geburt ist besser als Kaiserschnittgeburt, Hausgeburt ist besser als Krankenhausgeburt ...

... alleine in den Kreißsaal ist schlechter als mit Begleitung in den Kreißsaal. Wenn jemand sagt: Eine Geburt ohne Schmerzmittel ist besser als eine Geburt mit einer PDA, ist das nämlich so, als sagten Sie Ihrer diabeteskranken Freundin sagen: »Es wäre aber besser, wenn du ohne Insulin auskämst!« Die wird Sie nur sehr seltsam ansehen, denn ob es theoretisch besser oder schlechter ist, ohne Insulinspritzen zu leben, ist überhaupt keine sinnvolle Frage. Sinnvoll ist es zu fragen: »Ist es in diesem ganz speziellen Fall, in dieser ganz speziellen Situation, für diesen ganz besonderen Menschen besser?« Die Antwort lautet: »Nein, in diesem speziellen Fall, also für Ihre diabetische Freundin, wäre es natürlich nicht besser ohne Insulin.« Ob Schmerzmittel für Sie nötig und sinnvoll sind, ist nur aus der Situation heraus zu entscheiden: Entscheiden Sie sich für den Ablauf, der am jeweiligen Tag der Geburt die beste Entscheidung für Sie persönlich ist.

Routinemaßnahmen münden häufig in eine Interventionsspirale: Entscheiden Sie also informiert und wohlüberlegt, was Sie wann in Anspruch nehmen möchten, und wenn Sie sich entschieden haben, haben Sie kein schlechtes Gewissen. Nur Sie wissen, was am jeweiligen Tag der Geburt für Sie richtig und wichtig ist.

Was heißt das für Ihre Autogene Geburt?

- Stellen Sie sicher, dass Sie bekommen, was Sie brauchen: seelisch und körperlich. Beides ist gleich wichtig!
- Stellen Sie sicher, dass Sie nichts bekommen, was nur routinemäßig ohne individuellen Mehrwert für Ihre oder die Gesundheit Ihres Kindes gemacht wird.

Bedürfnisse bewusst machen

Wenn Sie ein klares Bild davon haben, was für Sie eine schöne Geburt ausmacht, werden Sie besser kommunizieren können, was Sie von der Geburt erwarten und was Sie sich wünschen. Bei fehlender Kenntnis Ihres Planes folgt das medizinische Personal in der Regel seinen üblichen Routineverfahren. Das sind Maßnahmen, die es erlauben, in einem großen Betrieb zeitlich effizient und kostendeckend zu arbeiten. Denken Sie aber immer daran: Fast alle, die im Geburtsbereich arbeiten, sind dort, weil sie den Wunsch haben, Teil des Geburtswunders zu sein. Sie sind mehr als bereit, Sie dabei zu unterstützen, Ihre Geburt zu dem besonderen Anlass zu machen, den Sie geplant, auf den Sie hingearbeitet und den Sie sich verdient haben.

Passende medizinische Betreuer: Die zufriedensten Eltern und die schönsten Geburten finden mit medizinischen Betreuern statt, die Ihre Philosophie und Ihre Wünsche respektieren oder sogar teilen. Die Auswahl Ihrer Hebamme und Ihrer Frauenärztin und vor allem die Auswahl des Geburtsortes sollten Sie so früh wie möglich in Angriff nehmen. Gerade Beleghebammen, Geburtshäuser und besonders Hausgeburtshebammen sind nicht selten sechs bis acht Monate im Voraus restlos ausgebucht. Aber verzagen Sie nicht, falls Sie nun tatsächlich schon sehr spät dran sind: Es gibt immer wieder einmal Klienten, die im Laufe der Schwangerschaft aus verschiedenen Gründen wieder abspringen. Dann haben Sie vielleicht eine Gelegenheit nachzurücken.

Kann man eine Geburt überhaupt planen?

Nun können wir also endlich starten, Ihre einzigartige, wunderschöne Geburt zu planen! Aber halt – sagt man denn nicht, man könne eine Geburt gar nicht planen? Das stimmt nur teilweise. Sicher kann auch kein noch so gut recherchierter Geburtsplan Ihnen garantieren, dass die Geburt auch tatsächlich genauso ablaufen wird, wie Sie es sich vorher aufgeschrieben haben. Allerdings wird die Chance dazu viel größer, wenn Sie bereits ein klares Bild davon haben, was eine wirklich schöne Geburt für Sie ausmacht.
Die Geburtsplanung hilft Ihnen nämlich

vor allem bei einem: sich der verschiedenen Möglichkeiten bewusst zu werden. Stellen Sie sich vor, Sie begeben sich auf eine Hochgebirgswanderung über Ihnen völlig unbekanntes Terrain. Dabei haben Sie eine Karte des Wegenetzes. Es wäre ziemlich blöd, ganz ohne Karte loszulaufen, nur weil die Karte einem nicht sagen kann, wie das Wetter wird. Stattdessen rüsten Sie sich gut aus, studieren das Kartenmaterial und kennen bereits die Position der Schutzhütte, falls doch ein Unwetter heraufziehen sollte. Außerdem haben Sie sich vorher den Wetterbericht angeschaut.

Versichern Sie Ihren Begleitern in jedem Fall, dass sie Ihre volle Mitarbeit haben, wenn eine medizinische Notwendigkeit entsteht, ohne Ihr Recht auf eine informierte Entscheidung am Eingang abzugeben. Die moderne Notfallmedizin ist ein Segen, aber natürlich nur im Bedarfsfall. Heute wissen wir, dass ohne Verlust an Sicherheit, über 90 % der Frauen natürlich komplikationslos gebären können. Und Sie werden eine von ihnen sein!

Unterschied zwischen Geburtsplan und Geburtswunschliste

Der Geburtsplan ist so kurz, dass er problemlos in Ihre Akte eingetragen werden kann. Er besteht maximal aus wenigen kurzen Stichpunkten. Die Geburtswunschliste ist eine Ausarbeitung für Sie persönlich mit vielen Optionen, aber ohne Verpflichtungen für Sie oder andere. Deshalb ist die Geburtswunschliste aber nicht weniger wichtig! Die meisten Frauen können ihr Baby mit der richtigen Vorbereitung und vor allem der richtigen Unterstützung problemlos ohne medizinische Eingriffe wie Geburtseinleitung,

Dammschnitt oder gar Kaiserschnitt zur Welt bringen. Aber wie kann das sein?

Alles Wunschkaiserschnitte? Jede dritte Frau bekommt in Deutschland inzwischen ihr Baby per Kaiserschnitt – und eben nicht jede zwanzigste. Ich höre fast Ihre Gedanken: Das sind doch bestimmt all diese Frauen, die sich einen Wunschkaiserschnitt verpassen lassen, um drei Tage post partum gleich wieder in Stöckelschuhen auf die nächste Cocktailparty zu flitzen. Leider nein – gerade mal einer von 50 Kaiserschnitten ist Schätzungen zufolge nämlich ein sogenannter Wunschkaiserschnitt. Woher kommen dann aber diese Wahnsinnszahlen? Dass da irgendwas nicht stimmt, ist ja wohl klar. Sicherer wird die Geburt nämlich durch das schnelle Schnippeln leider auch nicht: Im Gegenteil, die Müttersterblichkeit steigt in Deutschland seit Jahren wieder an. Nach dem Motto »Lieber einmal zu viel als einmal zu wenig« wird also auch kein Schuh.

Vor der Geburt

Ihre Geburt sollten Sie zumindest in groben Zügen frühzeitig planen, denn viele Optionen sind schnell ausgebucht und dann ist guter Rat teuer. Möchten Sie frei unter den verschiedenen Geburtsbegleitern und Geburtsorten wählen können, sollten Sie sobald wie möglich, nachdem Sie positiv getestet haben, Kontakt aufnehmen. In einigen Gegenden Deutschlands bietet es sich inzwischen sogar an, bereits in der Kinderwunschzeit seine Fühler auszustrecken.

Der frühe Vogel fängt also den Wurm – diese Regel sollten Sie umso mehr beherzigen, falls Sie mit einer Hebamme liebäugeln, die für Ihre Geburt in eine Rufbereitschaft geht – die Sie also bereits vor der Geburt in Ruhe kennenlernen können, die oft in Kombination mit Ihrer Frauenärztin die Vorsorge bei Ihnen durchführt und die Sie als vertraute Person zur Geburt begleitet. Von diesen Hebammen gibt es nur sehr wenige und noch seltener sind sie frei.

Nachsorgehebamme

Sie benötigen in jedem Fall eine Nachsorgehebamme. Die besucht Sie nach der Geburt regelmäßig zu Hause und steht Ihnen mit Rat und Tat bis zum Ende der Stillzeit zur Seite. Obwohl Sie einen Anspruch auf Hebammenhilfe haben, ist es vielerorts inzwischen immer schwerer geworden, im 2. oder gar 3. Schwangerschaftsdrittel noch eine freie Nachsorgehebamme zu finden.

Rufbereite Hebamme

Zur Geburt in eine Klinik begleiten Sie spezielle Beleghebammen, die einen entsprechenden Vertrag mit bestimmten Häusern haben. Möchten Sie Ihr Baby in einem Geburtshaus zur Welt bringen, werden Sie dort entweder ein oder zwei Hebammen kennenlernen, die Ihre Geburt begleiten, oder eine kleine Gruppe von etwa vier Hebammen, falls das Geburtshaus mit einem Teamsystem arbeitet. Bei einer Hausgeburt haben Sie eine Hebamme ganz für sich alleine, die aber für die Geburt in aller Regel noch eine Kollegin hinzuziehen wird.

Falls Sie es organisatorisch und finanziell – Rufbereitschaft zahlen die meisten Kassen nicht oder nur anteilig – irgendwie leisten können, empfehle ich Ihnen unbedingt eine Geburtsbegleitung durch eine rufbereite Hebamme, die Sie in Ruhe vorher kennenlernen und mit der Sie alle Ihre Wünsche und Pläne, aber auch Ängste und Zweifel besprechen können. So bekommen Sie auch eine garantierte 1:1-Betreuung – sonst müssen Sie mit den Hebammen aus dem Schichtdienst vorliebnehmen und die müssen fast immer mehrere Geburten gleichzeitig betreuen.

Doula

Eine weitere Möglichkeit ist eine nichtmedizinische Geburtsbegleiterin, die Sie für Ihre Geburt buchen können. Eine solche Begleiterin, auch »Doula« genannt, gibt Ihnen keine therapeutischen Ratschläge oder interveniert gar mit Behandlungsmethoden, sondern ist eine sehr geburtserfahrene Frau mit einer speziellen Ausbildung. Sie kümmert sich darum, dass Sie sich wohlfühlen, massiert Sie, steht Ihrem Mann zur Seite oder kümmert sich darum, dass Sie effektiv und positiv mit dem medizinischen Personal kommunizieren können. Doulas finden Sie z. B. unter www.doulas-in-deutschland.de und speziell im Bereich »Autogene Geburt« ausgebildete Geburtsbegleiterinnen finden Sie unter www.autogene-geburt.de.

Was es mit der Hinzuziehungspflicht auf sich hat

In Deutschland schreibt der Gesetzgeber vor, dass jede Geburt von einer Hebamme begleitet werden muss: Die sogenannte Hinzuziehungspflicht. Das hängt damit zusammen, dass die Ausbildungsinhalte von Ärzten und Hebammen sehr unterschiedlich sind. Für die Begleitung einer normalen Geburt und das Erkennen von Problemen ist die Hebamme ausgebildet. Der Arzt in der Diagnose und der Therapie von Krankheiten. Egal für welche persönlichen oder medizinischen Begleiter Sie sich entscheiden, eine alte Hebammenregel besagt, dass sich pro anwesender Person die Geburt um jeweils eine Stunde verlängert. Überlegen Sie also genau, wen Sie dabei haben möchten und wer Ihnen eine wirkliche Hilfe ist.

Sichere Hausgeburt?

Vielleicht haben sie auch den Gedanken, dass eine Haus- oder Geburtshausgeburt zwar reizvoll klingt, aber bei auftretenden Komplikationen vielleicht zu unsicher ist. Das müssen Sie nicht befürchten, denn die Statistiken in Deutschland sprechen da eine ganz klare Sprache: Die außerklinische Geburtshilfe ist (auch wenn man die Spezial-Risikofälle der Kliniken mitrechnet) sogar etwas sicherer als die klinische, solange bestimmte Eckpunkte erfüllt werden. Falls Sie also diese Option kennenlernen möchten, besuchen Sie doch mal unverbindlich einen Infoabend am Geburtshaus oder sprechen Sie mit einer Hausgeburtshebamme. Und grundsätzlich gilt: Wählen Sie den Geburtsort, der für Sie persönlich am besten passt und wo Sie sich wohlfühlen – das garantiert Ihnen die beste Geburtserfahrung!

Checkliste vor der Geburt:

- Wie ist meine Geburt geplant? (z. B. vaginale Geburt, Wassergeburt, Geburt aus Beckenendlage usw.)
- Welche vertrauten Menschen dürfen mir bei meiner Geburt helfen? (Beispielsweise Partner, Freundin, Mutter, Schwester, Doula)
- Welche medizinische Begleitung möchte ich und wo soll das Baby geboren werden? (Beispielsweise diensthabende Hebamme, rufbereite Hebamme, eigene Hebamme für Geburtsbegleitung, eigene Hebamme für Wehenbegleitung)
- Welche Geburtsorte habe ich besichtigt und welchen davon habe ich ausgewählt? (Beispielsweise Kliniken, Geburtshaus, Gespräch mit Hausgeburtshebamme)

Während der Geburt

Obwohl selbst unter Fachleuten keine wirkliche Einigung darüber besteht, wann denn eine Geburt nun wirklich begonnen hat, wird der offizielle Beginn meist ab dem Zeitpunkt gerechnet, an dem die ersten regelmäßigen Wellen auftreten, die auch zur Eröffnung des Muttermundes beitragen. Ein plötzliches Aufgehen der Fruchtblase mit größeren Mengen Fruchtwasser ist weniger häufig. Sie stehen also erst einmal vor der Frage: Wann soll ich mich geburtsbereit machen bzw. wann soll ich zum Kranken- oder Geburtshaus aufbrechen? Eine allgemeingültige Antwort kann es nicht geben, als Faustregel gilt: wenn Sie sich zu Hause nicht mehr wohlfühlen.

Besser ist es immer, eine Hebamme zu haben, die eine »Wehenbegleitung« anbietet. Die Hebamme kommt zu Ihnen nach Hause, sobald Sie erste regelmäßige Wellen haben, und steht Ihnen zur Seite, um mit Ihrer Erfahrung den richtigen Zeitpunkt zu erkennen, wann Sie an einen Ortswechsel denken sollten, um ihr Baby nicht (ungeplant) zu Hause zur Welt zu bringen. Je besser sich das Geburtsgeschehen bereits etabliert hat, desto seltener kommt es zu stressbedingten Geburtsstillständen, wenn Sie in der Klinik angekommen sind. Ihr Hormonspiegel hat sich dann bereits so gut eingeschwungen, dass die Geburt durch fast nichts mehr aus der Kurve getragen werden kann.

Falls es doch zum Kaiserschnitt kommt

Leider ist ein Kaiserschnitt ein zu häufiges Geschehen, um ihn in der Geburtsplanung komplett zu ignorieren. Lassen Sie sich nicht überrumpeln, wenn die Situation es irgendwie erlaubt. Wichtig: Machen Sie nicht gleich nach einem Ausreißer im Schätzgewicht einen OP-Termin aus. Tief durchatmen, zweite (oder auch dritte) Meinung einholen und sich darüber klar sein, dass die Gewichtsschätzungen zum Ende der Schwangerschaft immer ungenauer werden. Wenn alles nicht hilft: Warten Sie möglichst auf einen natürlichen Geburtsbeginn und lassen Sie sich nicht von Ferienzeiten und Schichtdiensten diktieren, wann Ihr Baby zur Welt kommt. Einige Gebärmutterwellen vor dem Kaiserschnitt helfen Ihrem Baby, topfit das Licht der Welt zu erblicken. Wichtig für die spätere Verarbeitung ist in jedem Fall, dass Ihr Partner mit im OP ist, besonders unter Vollnarkose, damit Sie später jemanden haben, mit dem Sie über das Erlebte sprechen können und der die Erstversorgung und die ersten Atemzüge Ihres Baby mitbekommen hat.

In aller Regel werden Kaiserschnitte allerdings heute ohnehin, falls irgend möglich, in Teilnarkose durchgeführt – hierzu können Sie auf Wunsch Ihre Arme freibehalten, die routinemäßig meistens festgebunden werden, und mit einem speziellen Bondingärmel (z. B. von Didymos) oder einem einfachen Gaze-Schlauch, wie er auch fürs CTG genutzt wird, können Sie gleich nach der Operation Ihr Baby

Checkliste Geburtssituation

- So stelle ich mir den Raum vor, in dem ich mein Baby gebäre (z. B. gedämpftes Licht, Ruhe im Raum, Musik, Duft, Gebärwanne, Türschild, eigene Decken und Kissen).
- So werde ich meine Geburt entspannter machen (z. B. Akupressur/Akupunktur, Mentaltechniken, Massage, bestimmte Kleidung, Bilder, Kraftsatzkarten, Massageball, Duftöl, Rebozo).
- Diese Eingriffe sollten bei mir nicht routinemäßig durchgeführt werden, sondern nur nach genauer Abstimmung mit uns im Bedarfsfall (z. B. vaginale Untersuchungen, Einlauf, Intimrasur, Katheter, Dammschnitt, Einleitung, venöser Zugang, CTG, angeleitetes Pressen).
- Diese Positionen kenne ich/ kann ich mir vorstellen (z. B. gehen, stehen, duschen, baden, tiefe Hocke, Vierfüßler-Stand, im Rebozo hängen, Becken kreisen, Pezziball), Geburtshocker, vom Partner gestützt.

auf Ihrer Brust genießen, ohne Angst haben zu müssen, dass es herunterrutscht.

Mikrobielle Imprägnierung

Falls bereits vorher feststeht, dass Ihre Geburt ein Kaiserschnitt werden wird, sollten Sie nach einer Klinik suchen, die als babyfreundliches Krankenhaus zertifiziert ist, dort wird die Mutter-Kind-Bindung besonders unterstützt. Fragen Sie auch nach, ob die Klinik Erfahrungen mit mikrobieller Imprägnierung nach Dominguez-Bello, sogenanntem »Seeding«, hat. So wird die lebenslang wichtige Erstbesiedelung der Darmflora Ihres Kindes an die eines vaginal geborenen Kindes angeglichen. Einige Häuser werben inzwischen auch mit dem »elternorientierten Kaiserschnitt« oder der »Kaisergeburt«, bei dem der OP-Schirm so weit herabgelassen wird, dass man zwar den eigenen Bauch nicht sehen kann, aber das Baby, wie es herausgehoben wird. Man mag nun geteilter Meinung darüber sein, ob eine große Bauch-OP wirklich diese reißerischen, verharmlosenden Titel braucht. Die Operation eines lebensbedrohlichen Darmverschlusses bewirbt man ja auch nicht mit »Funktionswellness für den Bauch«. Aber für die meisten Eltern ist es auf jeden Fall eine Gewinn, enger in die Geburt mit einbezogen zu sein, und Klappern gehört auch im Gesundheitswesen eben inzwischen zum Handwerk.

Klären Sie unbedingt ab, ob Ihre Klinik mit der Rechtslage zur informierten Einwilligung vertraut ist: Jede medizinische Behandlung ist zustimmungspflichtig und gilt sonst strafrechtlich als Körperverletzung. Sie schützen damit sich selbst und nicht zuletzt auch Ihre medizinischen Begleiter.

»Ich wollte ja eigentlich eine Wassergeburt«

»Eigentlich« ist im Zusammenhang mit Geburt kein allzu schönes Wort. »Eigentlich« bedeutet nämlich: Es ist leider nicht so gekommen, wie ich es mir gewünscht hatte, und meistens bedeutet es auch: Ich weiß nicht so ganz genau, warum »eigentlich« nicht.

Der Wunsch nach einer Wassergeburt ist so ein Paradebeispiel, das Prinzip lässt sich aber auf alle anderen Geburtswünsche übertragen. Da steht bei der Kreißsaalführung mitten im Raum die Gebärwanne: groß und leuchtend und sehr vielversprechend. Check! Aber so einfach ist das leider nicht! Ob Wassergeburt oder ein ganz anderer Wunsch – indem Sie die nachfolgenden Inhalte verinnerlichen, geben Sie Ihren Geburtswünschen auch die Chance, praktisch erfüllt zu werden – und nicht nur theoretisch:

Der Ton macht die Geburt

Egal, mit wem Sie sprechen oder was Sie möchten: Seien Sie freundlich, ohne dabei unterwürfig zu wirken. Auf nette und

Türhänger zum Selbstgestalten

Eine nette und schnelle Botschaft an alle, die mit Ihrer Geburt befasst sind: damit Sie sich nur auf das Wichtigste konzentrieren können – Ihre schöne Geburt!

Textbeispiele:

- Wir wünschen uns eine natürliche Geburt und freuen uns auf Ihre Unterstützung!
- Pssssst ... wir nutzen autogenes Training für unsere Geburt. Danke!
- Bitte möglichst leise eintreten, wir nutzen Mentaltechniken. Danke!
- Danke, dass Sie uns in alle Entscheidungen zur Geburt unseres Babys so gut wie möglich mit einbeziehen.
- Danke, dass wir (dieses Mal) hier unser (zweites) Kind gebären dürfen – wir freuen uns auf eine positive Geburtserfahrung.

Egal wie und ob Sie ein Türschild benutzen – denken Sie daran, dass es genau das wiederspiegelt, was Sie sich an Essenz für Ihre Geburt wünschen und sich nicht unfreundlich und misstrauisch, sondern positiv und aufgeschlossen liest.

Das Schild sollte nur noch einmal das unterstreichen, was Sie ohnehin bereits von Ihren sorgfältig ausgewählten Begleitern und Ihrem Wunschort erwarten dürfen.

Eine schöne Idee ist es, wenn Sie an das Schild noch ein Säckchen mit Pralinen oder Bonbons hängen – vielleicht mit der Aufschrift: »Danke, dass Sie uns bei unserer natürlichen Geburt/unserem schönen Geburtserlebnis/unserer Wassergeburt/unserer aufrechten Geburt/unserer BEL-Geburt/ unserem selbstbestimmten Kaiserschnitt unterstützen!«.

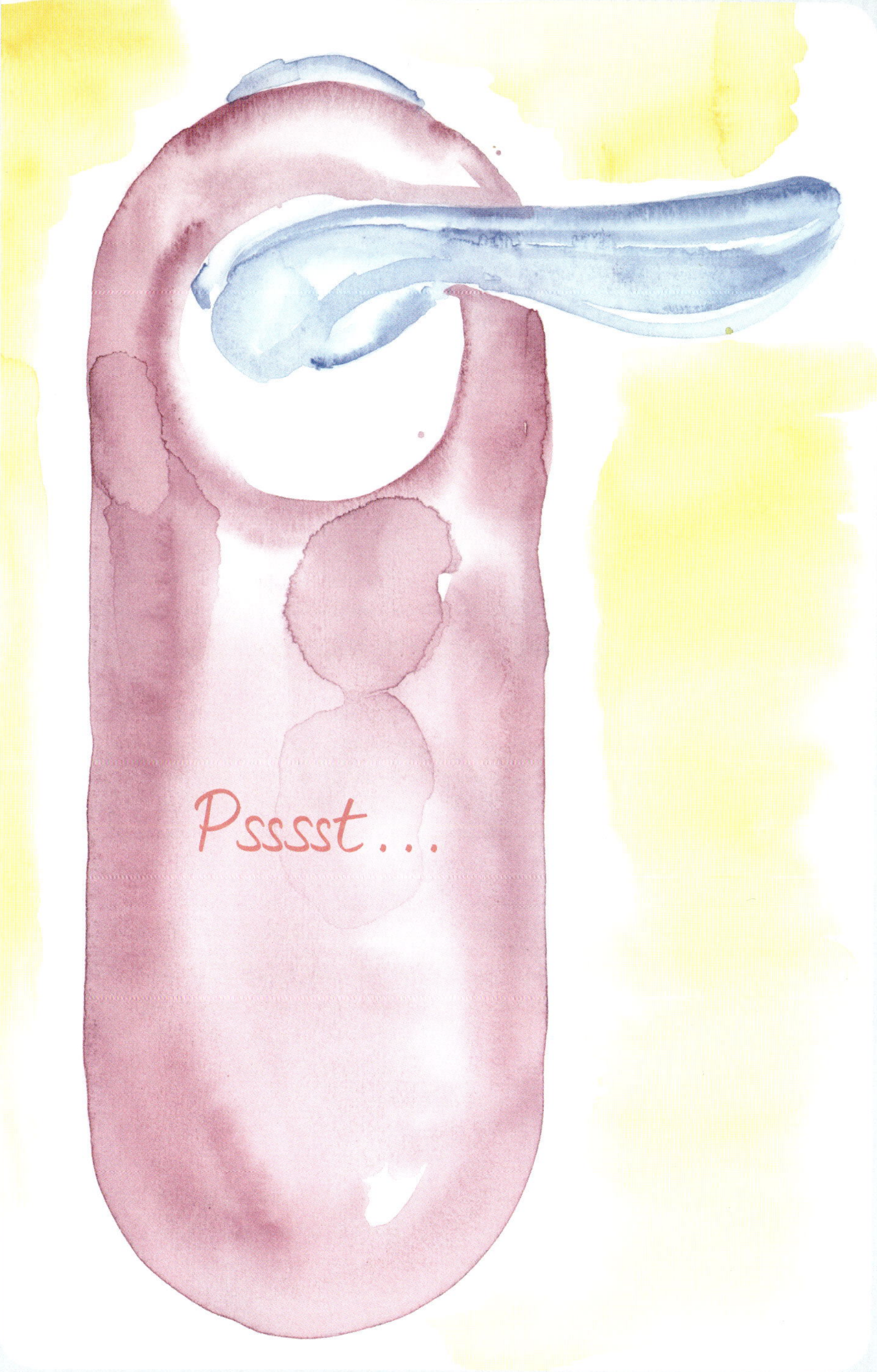
Psssst...

in vernünftigem Ton formulierte Anliegen geht jeder medizinische Begleiter gerne ein. Es gilt, eine Atmosphäre gegenseitigen Respekts zu schaffen. Sie sind eine informierte und aufgeklärte Patientin, die sich Ihre medizinischen Begleiter bewusst ausgewählt hat, um gute Unterstützung und Vorschläge zu erhalten. Sie erkennen Ihre Begleiter, Ärzte oder Hebammen als fachlich kompetent an, sind sich aber bewusst, dass die letzte Entscheidung in jedem Fall bei Ihnen liegt. Rufen Sie also nett, aber nicht zu leise in den Wald, dann schallt es wieder nett heraus und man wird Sie gerne bei der Umsetzung Ihrer klar und freundlich formulierten Wünsche unterstützen.

Kreißsaalführung in Anspruch nehmen

Wie viele Frauen gebären auf die Art und Weise, die Sie sich für sich und Ihr Baby wünschen? Wie viele haben in dieser Klinik tatsächlich eine Wassergeburt, eine vaginale Geburt nach vorausgegangenem Kaiserschnitt oder eine Geburt aus Beckenendlage? Jede Klinik muss ihre Statistiken offenlegen. Wenn Sie also mit einer Geburt in der Wanne liebäugeln, aber nur eines von 300 Babys tatsächlich in der Wanne geboren wird, stehen Ihre Chancen denkbar schlecht. Mein Tipp: Spielen Sie Kreißsaaltouristin und besuchen Sie möglichst viele Kliniken persönlich. Sie werden vor Ort schnell ein Gefühl dafür bekommen, wer nur mit schick designter Webseite, bunten Prospekten, einem reichhaltigen Frühstücksbüfett und gestärkten Kitteln punkten will und wer wirklich Lust dazu hat, Ihnen zu der wunderschönen Geburt zu verhelfen, die Sie verdient haben.

Das Geburtsvorbereitungsgespräch

Sie haben eine Klinik in die engere Wahl gezogen und dort einen Termin zum Geburtsvorbereitungsgespräch. Das ist der richtige Moment, um die maximal (!) zwei bis drei wichtigsten Eckpunkte Ihres Geburtsplans direkt in Ihre Akte eintragen zu lassen. Diese Punkte springen jedem sofort ins Auge, der mit Ihrer Geburt befasst sein wird.

Bringen Sie keine langen Listen mit in Ihre Geburt, die liest nämlich in der Regel ohnehin niemand. Der limitierende Faktor im heutigen geburtshilflichen Geschehen ist die Zeit, die eine Hebamme oder ein Arzt für die einzelne Geburt zur Verfügung hat. Diese Zeit ist wesentlich besser genutzt, wenn das Personal sich nicht erst durch einen Zettelberg im Umfang von Krieg und Frieden wühlen muss. Mein Tipp: Klären sie wichtige Eckpunkte im Vorgespräch und protokollieren Sie die Aussagen in kurzen Stichworten. Heißt es dann während der Geburt: Nein, zur eigentlichen Geburt müssen Sie die Wanne aber aus Sicherheitsgründen wieder verlassen, können Sie bzw. Ihr Partner problemlos auf das Vorgespräch verweisen. Auch hier gilt: Gute Kommunikation öffnet viele Türen.

Ankunft in der Klinik

Falls Sie also keine Hausgeburt planen – und auch dann sollten Sie sich natürlich auf ganz ähnliche Art und Weise mit Ihrer begleitenden Hebamme abstimmen –, dann kommen Sie irgendwann einmal am gewählten Geburtsort an. Leider gibt es gar nicht so selten Tage, da sind alle Kreißsäle und manchmal sogar alle sogenannten »Wehenzimmer« komplett belegt. Warum das so ist? Man kann aus wirtschaftlichen Gründen gar nicht systematisch so viele Kreißsäle vorhalten, wie Gebärende da sind. Werden Sie also nicht gleich in den Kreißsaal oder ein anderes ruhiges Zimmer gebracht, wo Sie es sich wirklich dauerhaft gemütlich machen können, dann gehen Sie einfach wieder und suchen Sie eine andere Klinik auf. Denn Sie können sicher sein, dass bei so einer hohen Auslastung jede Hebamme mindestens vier bis fünf Geburten gleichzeitig betreuen muss.

Um beim willkürlichen Beispiel der Wassergeburt zu bleiben: Sie sollten gleich bei Ihrer Ankunft und vielleicht sogar schon vor dem Losfahren mit einem Anruf von zu Hause aus darauf achten, dass Sie den Kreißsaal mit der Gebärwanne bekommen. Eine Garantie gibt es nicht, aber je deutlicher und frühzeitiger Sie Ihr Anliegen formulieren, desto bessere Chancen haben Sie! Gleiches gilt für ein Familienzimmer und alle anderen Anliegen und Wünsche, für die begrenzte Ressourcen zur Verfügung stehen.

Geistesgegenwärtig handeln während der Geburt

Rund um die Geburt tritt häufig ein Effekt ein, bei dem wir Hypnotiseure von einer sogenannten »Blitzhypnose« sprechen. Schnell wie der Blitz kann man jemanden in einen hypnotischen Zustand versetzen, der ihn bei vollem Bewusstsein hochempfänglich für jede Art von Suggestionen macht. Das ist ziemlich einfach: Man muss nur eine Situation schaffen, für die keine vorgefertigten Verhaltensmuster vorliegen. Ich würde Ihnen z. B. zur Begrüßung die Hand hinstrecken, dann aber, statt die Hand zu ergreifen, Ihr Handgelenk umfassen und dann zügig etwas suggerieren. Beispielsweise dass Sie tief atmen, die Augen schließen und sich entspannen sollen – oder gackern wie ein Huhn. Den gleichen Effekt findet man in Krisensituationen. Etwas Außergewöhnliches passiert und die meisten Menschen stehen nur daneben und oft rührt sich keiner. Sie sind »wie in Trance«. Es gibt keinen Automatismus, der in Ihnen ablaufen könnte. Sie waren nicht vorbereitet, die Festplatte hat keine Software, die mit dem Ereignis umgehen kann.

Gut informiert sein und sich nicht überrumpeln lassen

Falls Sie Ihrem Partner einen Heiratsantrag machen möchten, wäre eine große Überraschungsaktion mit einem schnell hingehauchten »Sag ja« der beste Weg, sich die Zustimmung zur Ehe zu sichern. Empfehlen würde ich die Methode allerdings nicht, denn die Peinlichkeit ist garantiert, wenn Braut oder Bräutigam in spe am nächsten Tag einen Rückzieher machen. Übrigens: Menschen, die in Ausnahmesituationen diese Geistesgegenwart besitzen, sind in aller Regel in irgendeiner Form vorgebildet, die Situation ist nicht wirklich neu für sie. Bei Unfällen sind es Menschen aus dem Gesundheitswesen oder bei Naturkatastrophen häufig ehemalige Soldaten. Was heißt das nun für Sie und Ihre Geburt? Machen Sie sich mit allen Optionen vorher vertraut, die sie haben. Wird Ihnen dann eine Maßnahme angeboten, dann nehmen Sie sie nicht nur an, weil Ihre Festplatte gerade geblitzdingst wurde, sondern weil Sie die Maßnahme tatsächlich für eine sinnvolle Entscheidung halten. Sie erinnern sich? Eine gute Geburt ist nicht objektivierbar, sondern wird als gut erlebt, wenn alle Entscheidungen Ihre eigenen waren. Auch wenn die Geburt eine besondere Wendung nimmt.

Nach der Geburt

Nach der Geburt sollten Sie entscheiden, ob und wie abgenabelt werden soll und was mit der Plazenta geschieht. Ein zügiges Abnabeln findet in der Regel nur statt, wenn ein Notfall vorliegt und das Kind schnellst möglich versorgt werden muss oder wenn das Nabelschnurblut eingelagert werden soll. Und selbst in vielen Notfällen ist eine Versorgung des Kindes auf dem Bauch der Mutter möglich und sinnvoll. Sprechen Sie die Möglichkeiten im Vorgespräch an. Nach zwei Minuten hat die Nabelschnur einen Großteil des wertvollen Blutes zum Baby gepumpt, nach etwa einer viertel bis einer halben Stunde hat die Nabelschnur meist vollständig auspulsiert. Die Geburt der Plazenta erfolgt wenige Minuten bis eine halbe Stunde nach der Geburt, kann sich aber auch deutlich länger hinziehen, was ein genaueres Hinsehen erforderlich macht.

Checkliste nach der Geburt

- So soll mit Nabelschnur und Plazenta umgegangen werden: z. B. Zeitpunkt der Abnabelung, Plazenta natürlich gebären, Lotusgeburt, Plazenta sehen/mitnehmen.
- So soll mein Baby medizinisch versorgt werden: z. B. Augenprophylaxe, Vitamin-K-Gabe, Art, Zeitpunkt und Umfang der Untersuchungen.
- So soll mein Baby sich ernähren: z. B. stillen, Muttermilchernährung, gespendete Muttermilch, Glukose/Formelmilch nur nach Einwilligung.
- So möchte ich versorgt werden: z. B. Einzelzimmer, Familienzimmer, 24-Stunden-Rooming-in, ambulante Geburt, möglichst kurzer/langer Klinikaufenthalt.

Stillen

Falls Sie stillen möchten, brauchen Sie dazu weniger, als Sie denken – vor allem Körperkontakt und Geduld. Falls Sie einen Partner haben, der das Stillen bedingungslos unterstützt, und wenn Sie während der Schwangerschaft schon mal bei einer Stillgruppe vorbeigeschaut haben, werden Sie aller Wahrscheinlichkeit nach leicht und mühelos stillen können. Eine gesunde Frau mit einem gesunden Baby benötigt dazu keinerlei Hilfsmittel wie Stillkissen, Brusthütchen und Ähnliches. Die meisten Stillschwierigkeiten entstehen durch zu seltenes Anlegen und zu wenig Haut-auf-Haut-Kontakt. Legen Sie Ihr Baby einfach bäuchlings auf ihren leicht zurückgelehnten Oberkörper und schon ein Neugeborenes wird sich selbständig zur Brust bewegen und dort innerhalb kurzer Zeit anfangen zu trinken. Diese Art des Stillen nennt man intuitives Stillen oder »Breast Crawl«. Bedenken Sie, dass die meisten Kinderkrankenschwestern und Hebammen keine Stillberaterinnen sind. Falls Sie wirklich Stillschwierigkeiten haben, fragen Sie nach einer ausgebildeten Stillberaterin.

Seien Sie sicher, dass es im Prinzip für jedes Stillproblem eine Lösung gibt, letztendlich kommt es nur darauf an, die Person zu finden, die Ihnen tatsächlich weiterhelfen kann. Selbst spezialisierte Stillberaterinnen werden Sie manchmal weiterverweisen an noch spezialisiertere Expertinnen. Probleme, die so etwas erforderlich machen sind aber eben sehr, sehr selten. Solange Sie mindestens eine gesunde Brust haben und ihr Kind nicht nach der Uhr und Tabellen sondern nach Bedarf stillen, werden Sie aller Wahrscheinlichkeit nach erfolgreich stillen können. Aus der Primatenforschung wissen wir, dass Stillen in erster Linie über Modelllernen geschieht. Vielleicht hören Sie aber sogar aus Ihrer eigenen Familie den Satz: In unserer Familie hatten wir nie genug Milch. Diese »Diagnose« stammt leider noch aus einer Zeit als Stillabstände von mehreren Stunden empfohlen wurden. Gerade in den ersten Wochen muss sich die Milchmenge aber erst etablieren, deshalb schränken Sie die Stillfrequenz nicht ein.

Kompetente Hilfe in der Stillnot:

- www.afs stillen.de (ehrenamtliche Stillberaterinnen & Stillgruppen, Telefonhotline)
- www.lalecheliga.de (ehrenamtliche Stillberaterinnen & Stillgruppen, Emailberatung)
- www.stillen-und-tragen.de (ehrenamtliche Online-Stillberatung)
- www.bdl-stillen.de (professionelle Stillberatung)
- www.dais.de (professionelle Stillberatung)

Hinweise zur Audio-CD

Mit Hilfe der CD können Sie die wichtigsten Übungen auch ohne eine vertraute Person, die Ihnen vorliest, verinnerlichen. Je öfter Sie zum Üben kommen, desto besser.

Die Audio-CD enthält Tonaufnahmen, die speziell dazu angelegt sind, den Hörer in eine sehr tiefe Entspannung zu bringen. Die Tiefe dieser Entspannung kann so weit gehen, dass Sie in Ihrer Reaktionsschnelligkeit stark beeinträchtig sind. Bitte hören Sie die Aufnahmen deshalb niemals, während Sie ein Kraftfahrzeug führen oder eine Maschine bedienen.

Haben Sie Bedenken oder fühlen Sie sich während der Entspannungssitzungen unwohl, holen Sie unverzüglich den Rat Ihres Arztes oder in der Schwangerschaft den Rat Ihrer Hebamme ein. Sind oder waren Sie in ärztlicher Behandlung, fragen Sie ebenfalls Ihren behandelnden Facharzt, ob Hypnose bei Ihnen kontraindiziert sein könnte.

Kraftsätze (06:34 Minuten): Die Kraftsätze können Sie idealerweise etwa ab der 34. Schwangerschaftswoche anhören – auch früher oder später anzufangen ist natürlich grundsätzlich möglich. Achten Sie immer darauf, ob sich die Kraftsätze für Sie gut anfühlen. Erlaubt ist, was gefällt, aber viele Frauen setzen die Kraftsätze besonders erfolgreich eher gegen Ende der Schwangerschaft ein, weil um diese Zeit häufig noch einmal Ängste und Unsicherheiten auftreten können. Sehr schön, wenn Sie sich dann mit den Kraftsätzen immer wieder auf Ihre positive Denkweise zurückbesinnen können.

Falls Sie die Kraftsätze oder auch eine der anderen Übungen selbst aufnehmen möchten oder vielleicht von Ihrem Partner aufnehmen lassen, können Sie jedes handelsübliche Handy mit Diktierfunktion oder einen Computer mit Mikrofon nutzen. Halten die ein tragbares Gerät möglichst nicht in der Hand, sondern legen Sie es z. B. auf ein Regal und positionieren Sie sich davor. Wählen sie am besten einen kleinen, ruhigen Raum aus, der gern vollgestellt sein darf, so dass die Aufnahme später wenig hallt.

Mit einem kostenlosen, einfach zu bedienenden Programm wie z. B. *Audacity* können Sie die Aufnahmen am heimischen Rechner ganz einfach zurechtschneiden oder sogar noch Ihre Lieblingsmusik dazumischen. Sind Sie Windows-Nutzer, können Sie alternativ mit dem bereits integrierten Programm *Moviemaker* ohne große Vorkenntnisse aufnehmen oder Lieder von Ihrer Festplatte zu Ihrer Sprachaufnahme kopieren. Apple-Nutzern stehen ebenfalls tolle Gratistools wie *Garageband* zur Verfügung. Trauen Sie sich, selbst aktiv zu werden, oder nutzen Sie ganz einfach und bequem die fertigen Tracks.

Flussfahrt (23:00 Minuten): Die Flussfahrt ist eine leichte Entspannung – viel leichter als der Wolkengarten. Nutzen Sie die Fahrt als Fantasiereise, als Metapher für Ihre Geburt und stimmen Sie sich ein. Sie sollten nicht in eine tiefe Trance gehen – die Flussfahrt lebt von der anschließenden Reflexion, wenn Sie über die Geschenke nachdenken können, die Ihr Unbewusstes Ihnen in dieser Übung präsentiert, über die Strecke und die Art Ihrer Reise. Deshalb hören Sie besonders die Flussfahrt möglichst nicht im Liegen.

Wolkengarten (30:22 Minuten): Der Wolkengarten ist für die meisten Menschen die wichtigste Übung zur Vorbereitung auf die Geburt. Nehmen Sie sich mindestens ein bis zwei Mal am Tag Zeit für den Wolkengarten: Er wird Ihnen helfen, absolut sicher und schnell eine tiefe Trance zu erreichen, die außerhalb der Geburt wahrscheinlich mit Gedächtnisverlust während der Übung einhergeht. Sie haben dann vielleicht den Eindruck, dass Sie geschlafen haben, weil Sie sich an kleine oder größere Teile des Textes nicht mehr erinnern können. Das ist ein sehr gutes Zeichen! Ob Sie tatsächlich geschlafen haben, merken Sie daran, dass Sie mit der Ausleitung wieder in Ihr Alltagsbewusstsein zurückkehren. Da der Wolkengarten aber eine alternative Ausleitung bietet, sodass Sie auch der Anweisung folgen können in den Schlaf überzugehen, ist es anfangs am besten, auf einem Stuhl oder sogar im Stehen zu üben.

Stichwortverzeichnis

Liebe Leserin, lieber Leser,

hat Ihnen dieses Buch weitergeholfen? Für Anregungen, Kritik, aber auch für Lob sind wir offen. So können wir in Zukunft noch besser auf Ihre Wünsche eingehen. Schreiben Sie uns, denn Ihre Meinung zählt!

Ihr TRIAS Verlag

E-Mail-Leserservice
kundenservice@trias-verlag.de

Lektorat TRIAS Verlag
Postfach 30 05 04
70445 Stuttgart
Fax: 0711 89 31-748

Bibliografische Information der Deutschen Nationalbibliothek
Die Deutsche Nationalbibliothek verzeichnet diese Publikation in der Deutschen Nationalbibliografie; detaillierte bibliografische Daten sind im Internet über http://dnb.d-nb.de abrufbar.

Programmplanung: Simone Claß
Redaktion: Anja Fleischhauer, Stuttgart

Umschlaggestaltung und Layout:
CYCLUS Visuelle Kommunikation, Stuttgart

Bildnachweis:
Umschlagfoto: Getty Images
Zeichnungen: Tatje Bartig-Prang

1. Auflage

Printed in Germany

Satz und Repro: Fotosatz Buck, Kumhausen
Gesetzt in Adobe InDesign CS6
Druck: AZ Druck und Datentechnik GmbH, Kempten

Gedruckt auf chlorfrei gebleichtem Papier

ISBN 978-3-432-10227-6

Auch erhältlich als E-Book:
eISBN (PDF) 978-3-432-10228-3
eISBN (ePub) 978-3-432-10229-0

1 2 3 4 5 6

Wichtiger Hinweis: Wie jede Wissenschaft ist die Medizin ständigen Entwicklungen unterworfen. Forschung und klinische Erfahrung erweitern unsere Erkenntnisse. Ganz besonders gilt das für die Behandlung und die medikamentöse Therapie. Bei allen in diesem Werk erwähnten Dosierungen oder Applikationen, bei Rezepten und Übungsanleitungen, bei Empfehlungen und Tipps dürfen Sie darauf vertrauen: Autoren, Herausgeber und Verlag haben große Sorgfalt darauf verwandt, dass diese Angaben dem Wissensstand bei Fertigstellung des Werkes entsprechen. Rezepte werden gekocht und ausprobiert. Übungen und Übungsreihen haben sich in der Praxis erfolgreich bewährt.

Eine Garantie kann jedoch nicht übernommen werden. Eine Haftung des Autors, des Verlags oder seiner Beauftragten für Personen-, Sach- oder Vermögensschäden ist ausgeschlossen.

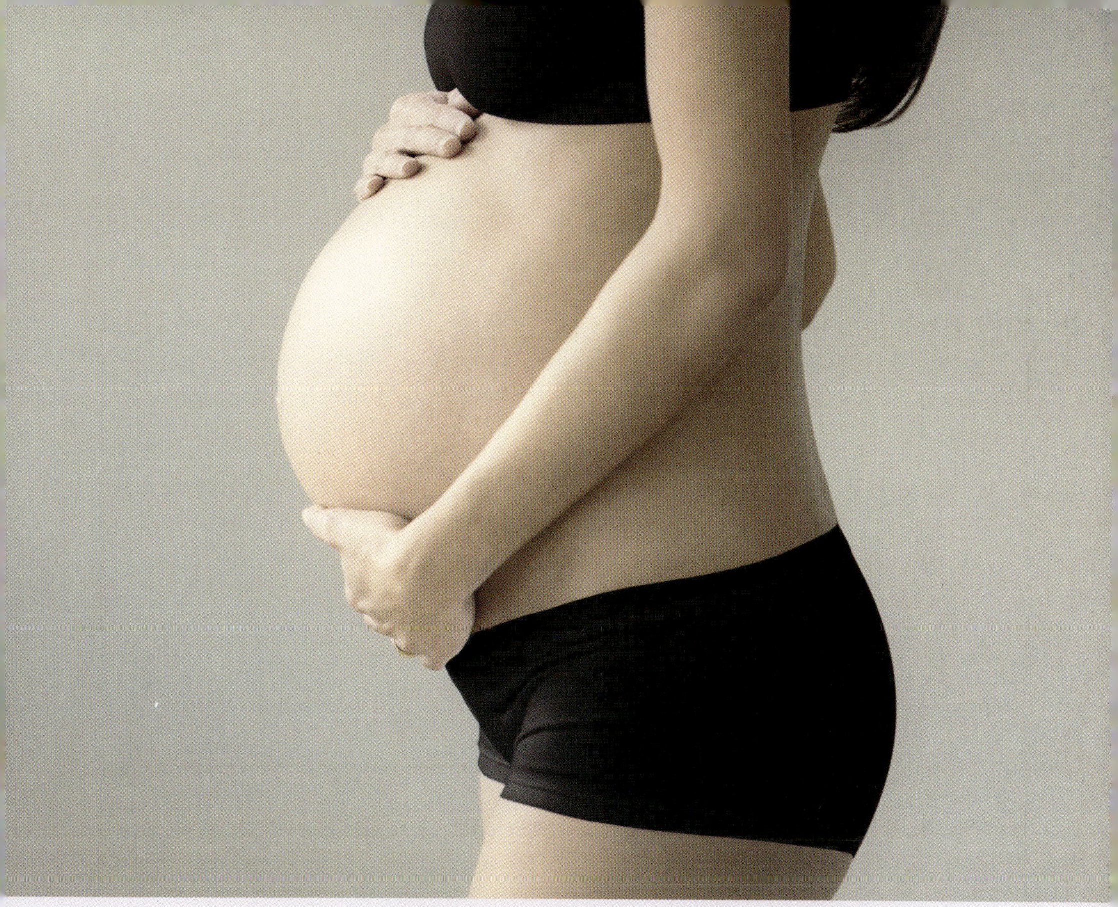